THE
SOCIOPATH
NEXT
DOOR

当良知沉睡

辨认身边的反社会人格者

［美］ 玛莎·斯托特 著
（Martha Stout）

吴大海 马绍博 译

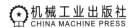

机械工业出版社
CHINA MACHINE PRESS

北京市版权局著作权合同登记　图字：01-2016-0082 号。

图书在版编目（CIP）数据

当良知沉睡：辨认身边的反社会人格者 /（美）玛莎·斯托特（Martha Stout）著；吴大海，马绍博译. —北京：机械工业出版社，2024.2（2024.5重印）

书名原文：The Sociopath Next Door

ISBN 978-7-111-74899-1

Ⅰ. ①当⋯　Ⅱ. ①玛⋯②吴⋯③马⋯　Ⅲ. ①人格障碍－研究　Ⅳ. ①R749.91

中国国家版本馆 CIP 数据核字（2024）第 024614 号

机械工业出版社（北京市百万庄大街 22 号　邮政编码 100037）
策划编辑：朱婧琬　　责任编辑：朱婧琬
责任校对：张　征　　责任印制：李　昂
河北宝昌佳彩印刷有限公司印刷
2024 年 5 月第 1 版第 2 次印刷
147mm×210mm·9.125 印张·1 插页·185 千字
标准书号：ISBN 978-7-111-74899-1
定价：59.00 元

电话服务　　　　　　　　网络服务
客服电话：010-88361066　　机　工　官　网：www.cmpbook.com
　　　　　010-88379833　　机　工　官　博：weibo.com/cmp1952
　　　　　010-68326294　　金　书　网：www.golden-book.com
封底无防伪标均为盗版　　机工教育服务网：www.cmpedu.com

赞 誉

这本书就像是在治疗一种让人不寒而栗的心理惊悚：在这个世界上，有些人终其一生都没有一丝怜悯之心……（但）玛莎·斯托特博士表示，这并不是一部虚构的小说。在这本极具争议的新作当中，斯托特断言，反社会人格者没有爱的能力，也没有共情能力……斯托特还详细描述了反社会人格者如何摧残和报复无辜的人们，例如他们会为金钱而结婚，中伤和构陷同事，或是仅仅以扰乱他人的生活为乐。

——萨拉·埃尔克，《沙龙》网络杂志

有些人做起事来毫无道德顾虑，他们的良知生来就是睁眼瞎……在斯托特的描述中，一些受人尊敬的专业人士只是为了蛊惑同事就可以讲出伤天害理的谎言……一些权威人物仅仅为了缓解无聊就会欺骗、诱惑乃至谋杀他人，而这就是反社会人格者的心智常态。该书是一本实用指南（也许会让人感到震惊），能够帮你辨识出毫无良知之人……（而且）它对我们绝大多数人天生具备的共情心态做出了肯定，非常鼓舞人心。

——玛莎·贝克，女性月刊《奥普拉杂志》

斯托特的这本书对良知做了深入研究，并且精心地将其概念化，发人深思的同时给读者带来一种精神上的愉悦。她的发现——良知来自爱——正是我们这个时代需要了解的。

——玛丽·皮弗博士，《给年轻心理师的 27 封信》和
《拯救奥菲利娅》的作者

作为一名执业心理医师，斯托特见过太多生命被少数无良之人伤害的案例，所以她决定站出来提醒"善良的人们"。这本书为人们敲响了警钟，她号召并呼吁有良知的人们提高警惕，以便识别身边那些残酷无情之人。

——罗布·米切尔，《波士顿先驱报》

这本书对反社会人格者及其日常表现做出一番卓越的哲学审视……斯托特用文字刻画出的场面非常震撼，那些遭遇讨厌邻居或同事的读者或许会发现，自己正在密切留意作者给出的反社会人格行为清单，以及应对策略。该书内容发人深省，而且文笔有出乎意料的抒情之美。

——《科克斯书评》

斯托特为我们提供了一个看待反社会人格者，即那些毫无良知的人的全新视角……（她）给出了自我防卫措施——"对付日常生活中碰到的反社会人格者的 13 条法则"；除此之外，

她还提供了一个可以展开激烈讨论的话题——良知在"正常"世界中所扮演的角色。

——琳恩·F. 马克斯韦尔,《图书馆杂志》

从一个极具毁灭性且自私自利的 CEO,一个冒牌心理医生,到一个卑鄙的老太婆,再到斯托特医生的一位女患者的杀人犯父亲,这些案例记录在真实的叙事过程中极具说服力……这是一本引人入胜的必读好书。一定要买!

——BookAuthority.com

当斯托特朝着探索良知本质的方向迈进时,反社会人格话题的启发性依旧在增长……斯托特的结论是:"非常简单,我们被设定为服从权威的人,甚至违背了自己的良知。"

——埃米·芬奇,《波士顿凤凰报》

一个人的良知就是他的力量。

——英国著名诗人约翰·德莱顿

推荐序

近几年，由于在网络平台上宣讲辨识、侦破、预防犯罪的犯罪心理学知识，我经常会被网友要求给出一些短平快的识别潜在犯罪人的方法，最好是通过言谈举止就可以知道这个人会不会家暴，有没有天生犯罪人的潜质，是否值得信赖，等等。遗憾的是，我的回答很少令询问者满意，缺少"窥一斑而知全豹"的操作性。我也因此明白，网友更希望有如同古代受过墨刑的犯罪人的画像，肉眼即可识别出谁是坏人。我也常常反问，如果有如此简单的分辨坏人的方法，同样也就有分辨好人的做法，你我在生活中接触陌生人的时候能够迅速判断出对方是好人吗？显然只能"路遥知马力，日久见人心"。我们所说的好人未必一生不犯错，坏人也不可能天天都在作恶，对人永远不能轻易下结论。

刻板印象目前仍然是误导公众认识犯罪人的障碍。在犯罪心理学研究中，没有天生犯罪人，但有天生犯罪风险高的人，这一点已经成为共识。这类人由于各种原因，比如生物遗传、成长环境，导致人格、认知、价值观上与环境的冲突，往往具有高于一般人的暴力攻击性。他们缺少良知与共情能力，缺少自我约束和控制情绪的自觉与方法，缺少接受规则的自愿，等等。这类人由于环境适应不良，比一般人更容易实施在法律上被认定为犯罪的行为，属于具有犯罪高风险的人。而在这些表征当中，最具典型性的就是《当良知沉睡》一书中探讨的反社会人格者和精神病态患者。

本书作者玛莎·斯托特是一位资深心理医生，和像我这样长期与杀人放火罪犯打交道的人相比，她有天然的便利。与我接触的罪犯都是被动的、抗拒的、不情愿的，因此谎言多于真实。玛莎·斯托特医生则不同，她面对的都是被那些反社会人格者伤害过的人，这些受害者大多数是反社会人格者的伴侣、家人，甚至是同事，他们都是最熟悉这些人的人，所以他们知道这些反社会人格者的日常行为、过往经历、原生家庭、疾病史，甚至是动机等内心活动。从这些人的反馈中回溯反社会人格者的人生过往，玛莎·斯托特医生恰恰能够获取更为客观的信息，并在此书中全景式地展示这一群体的特点。真实、客观、可信的案例归纳，无论在科学层面还是经验层面，都堪称不可多得、难能可贵。

先说几个作者的观点，它们也令我茅塞顿开。其一，疯狂、令人毛骨悚然的反社会人格者真实地存在于我们身边，根据西方社会进行的统计，这类人大约占他们人口的 4%。这确实是让人感到危机的存在，数量如此庞大，也就难怪变态杀人狂的新闻有时会见于媒体。其二，这类人最核心的特征是缺乏良知。在作者看来，"良知是一种建立在我们对其他生命情感依附基础上的义务感，这种依附表现在情感的各个方面，尤其是爱、同情以及温存。"反社会人格者缺少共情、缺少责任感、缺少负罪感，心安理得地为所欲为。其三，这类人可不是我们以为的攻击性爆棚，见谁都张牙舞爪，他们比较确切的外显特征竟然是装可怜。"寡廉鲜耻的人并不是我们所想象的那样，要让我们恐惧，相反，他们需要博得我们的同情。"这也意味着，反社会人格者未必是法律上的犯罪人，更多的是生活中的"犯罪人"，企图用各种方式控制他人的欲望与行动远远多于杀死对方的想法。掌控别人，反而更让他们分泌多巴胺。这个经验又提醒我审视以往对 PUA 的解读，博取同情反而是控制被害人的方法。其四，"他们不见得会去杀人……一旦他们杀人，我们都不见得能怀疑到他。"如果继续罗列下去，本书的亮点还有很多，读者身临其境应该更解渴。

科学、文学、精神病学与心理学搭建起了本书的架构。鲜活的案例不仅让我们直观感受到本书作者在领域中的权威性，更提升了本书的可读性。更重要的是，这些鲜活的案例让读者能了解反社会人格者在生活中多样的行为模式，读者还能结合生活中遇见的人和他们的行为，在本书中获取自己想知道的答案。更全面地了解他们，才能更好地保护自己和家人。

大家都是人，为什么会有一些与大多数人不同，尤其是缺少良知的人，是很多人感兴趣的话题，因为每个职场人都不希望自己在工作中遇到这种"破坏者"，每个人更是不希望"灾星"降临在自己家中。如果你有这个疑问，并希望获得良方，玛莎·斯托特在本书中给出了答案。

掩卷长思，我看到了榜样——玛莎·斯托特，一位有良知的心理医生。

马皑

中国政法大学教授

刑法学专业犯罪心理学方向博士生导师

作者的话

本书内容并不透露真实个人信息。保密是心理治疗的核心准则，按照惯例，我采取了最为严格的防护措施来保证当事人的隐私安全。本书所涉及的案例当中，所有人名均为虚构，而且其他有可能辨识当事人身份的特征信息都经过修改。书中提到的一些人同意让我使用化名讲述他们的故事，即便如此，这些案例也不会涉及任何可能暴露他们身份的信息。

"土拨鼠日"那一章的故事纯属虚构。除此之外，本书呈现的人物、事件以及对话都取材于我从事心理咨询工作25年以来的实践经验。为了履行保密承诺，本书所描绘的人物和情境都经过了一定处理，每个案例当事人的原型都源于很多个体。我会从概念上提炼这些人物的特征和经历，再对具体事实进行仔细修改，最后合成一个能够作为例证的人物。倘若与真实人物有所雷同，实属巧合。

The
Sociopath
Next Door

目　录

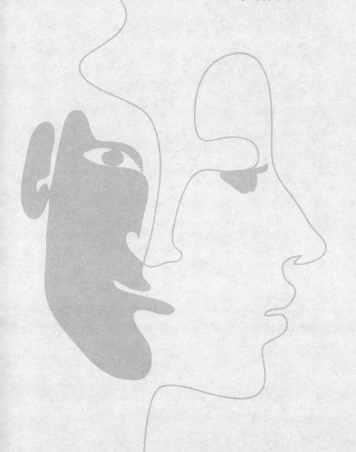

The Sociopath Next Door

导　言

让我们设想一下

心灵的差异比相貌的差异还要大。

——法国思想家伏尔泰

试想，假如你毫无良知，不管干了什么坏事都没有一丝负罪感或自责，对陌生人、朋友甚至家人的福祉漠不关心；不管你做了何等自私、怠惰、有害或缺德的事情，心里都从未有过哪怕一丝羞愧。假设你对何谓"责任"一无所知，认为责任不过是那些容易上当受骗之人才会不假思索就接受的负担。现在，再设想一下，你有能力向别人隐瞒"自己的心理结构和他人截然不同"这一事实。鉴于所有人都认为良知是人类普遍共有的东西，所以你要隐瞒自己毫无良知的真相可以说是轻而易举。你无法用负罪感或羞耻心来抑制自己的任何欲望，而别人也绝不会发现你是一只冷血动物。你体内流淌的冰冷之血如此怪诞，完全超出常人的经验，所以人们甚至很少会揣测出你的心理状况。

换句话说，你的内心完全不受束缚，而且你的这种为所欲为不会引起良心的不安，是外人无从知晓的。你可以为所欲为，相比那些受良知约束的人们，你拥有一种荒诞的优势，而人们往往对此一无所知。

那么此生你打算如何过活？你会利用这种巨大而隐秘的优势，以及他人（因良知约束而生）的劣势做些什么呢？答案在很大程度上取决于你拥有怎样的欲望，因为人心千万种，即便是无耻之徒，他们的欲望也不尽相同。不论有无良知，有些人喜欢按部就班的安逸生活，有些人则怀抱梦想和野心；有些人才华横溢、出类拔萃，有些人愚笨迟钝，而大多数人介乎其间，无论他们有无良知。人也有暴力或温和的差异，有些人嗜血成性，有些人则绝非如此。

你可能是一个热衷于追求金钱和权力的人，虽然良知无存，却聪明绝顶。你拥有积极进取的天性和聪明过人的才智，这可以让你获得巨大的财富以及影响力，而且你绝对不会像其他人一样因为良知的感召而产生动摇，毕竟他们不会为了出人头地而不择手段。不管你是经商、从政，还是从事法律、金融、国际事务等诸多有影响力的职业，你都会抱着冷酷的激情来发展自己的事业，不会容忍通常意义下的任何道德与法律约束。只要有利可图，你就会篡改账目并撕毁证据，你会在自己的员工与客户（或者你的选民）背后捅刀子，你会为了金钱结婚，你会有预谋地对信任自己的人撒下弥天大谎，你会想方设法毁掉能力过人或能言善辩的同事，欺压没有发言权的弱势群体。你在做这些事情的时候完全不受任何约束，而你行事之所以如此自由，是因为你毫无良知。

你会取得超乎想象、毋庸置疑的成功，甚至是全球范围内的成功。有何不可？以你的聪明才智和不受良知羁绊的阴谋诡计，没有什么事情是你做不到的。

但你或许依旧未能成功——假如你并不是那块料。没错，你野心勃勃，为了出人头地会不择手段（你干出的某些事，心怀良知的人可能连想都没想过），但你并不是智力超群的人。你的智力可能在常人之上，而且大家都认为你很聪明，甚至是非常聪明，但你心里清楚，你的才智或创造力尚不足以让你取得梦寐以求的、可以呼风唤雨的权柄，因此你憎恶整个世界，而且嫉恨自己周围的人。

你要是属于这类人，就会选择一个或一系列能够管控一部分人的职务，这样才能稍微满足一下自己对权力的渴望，尽管随着权力欲逐渐膨胀，你还是会越来越不满。你会觉得痛苦不堪，因为你要完全抑制住自己内心回荡着的阻止他人获得权势的声音，而且你没有足够的才华来实现自己渴求的那种终极意义上的成功。有时候，你还会陷入郁郁寡欢甚至怒不可遏的状态，因为除了你之外，没有人能理解那种挫败感。

但你的确很喜欢能够掌管一些人或几个小团体的工作，要是这些人或团体都相对无助，或者在某些方面比较脆弱，那就再好不过。你从事的职业可能是老师、心理医生、离婚事务律师、高中教导员，或者是某专业领域的顾问、股票经纪人、画廊老板、公众服务机构负责人，抑或这份岗位没有薪水，比如公寓管理委员会主任、医院义工或者家长。不管你从事哪种职业，只要不被解雇或不必担责，你就会越发频繁并且变本加厉地操控或欺负那些被自己捏在手心的人。你之所以这么做，单纯是因为你想这么做而已，这种行为能让你感到兴奋，此外没有任何理由。让别人心惊胆战是权势的展现（反正你是这么认为的），而欺凌他人能够加速提升你的肾上腺素水平，很过瘾，很好玩。

你或许无法成为跨国企业的主管，但你可以让一些人对你产生畏惧，或者把他们使唤得团团转，你还可以从他们身上偷东西，或者设法让他们感到自卑，而这可能是让你最过瘾的一种方式。这就是权势的展现，尤其是当你所操控的人物在某些方面比你强的时候。最让人兴奋的事情莫过于用权势打压那些比你更聪明、更有成就、地位更高、魅力更大、更受欢迎、更仁义的人。这不仅仅是好玩而已，它是你为赢得"存在感"而对他人展开的复仇。如果你缺乏良知的约束，这么做简直不费吹灰之力。你可以面不改色地跟你的顶头上司或大老板撒谎，假惺惺地抹几滴眼泪，暗地里把同事的项目搞砸，用空头许诺诱人上当，或者放出一些永远无法追责到你头上的误导性消息。

我们现在不妨假定你是一个有暴力倾向或喜欢目睹暴力的人。你可以轻易谋杀同事或雇凶将其杀害，你可以谋杀任何碍事的人，如你的老板、你的前任配偶、你那有钱情人的配偶统统不在话下。你必须小心行事，因为稍有闪失，就可能被抓起来接受惩罚。但你永远都不用面对良知的拷问，因为你压根儿就没有良知。如果你决定杀人，唯一的困难便是外在条件的限制，你的内心从来不会出现劝阻的声音。

要是没人强行阻止你，你就可以为所欲为。如果你生逢其时，继承了一定的家族财富，并且对煽动仇恨、给他人灌输被剥夺感很有一手，你就可以谋杀大批毫无戒心的人。如果你有足够多的金钱，你甚至可以远程操控这一切，并安稳坐视好戏的上演。事实上，那些嗜血成性、良知泯灭的人最理想的职业就是搞恐怖活动（远程实施恐怖袭击），如果你干得足够漂亮，或许能够把一个国家搞得鸡犬不宁。如果这都不算权力，那什么才是权力？

我们不妨设想一种完全相反的情况：你对权力没有兴趣，是那种清心寡欲的人。你唯一的愿望就是日子不要太辛苦，所以你不愿像其他人一样工作。如果你缺乏良知，你的生活状态可能是打打盹儿、搞搞自己的爱好、看看电视或是整天出去鬼混。苟且偷安，外加亲朋好友的接济，你就可以无限期地混日子。大家背地里可能会说你没出息，或者说你是个意志消沉的可怜虫，他们也可能气愤地骂你是个懒鬼。等到他们对你更加了解之后，或许会大发雷霆，骂你是个废物、寄生虫。但他们绝对想不到，你其实是缺乏良知，你和他们的心智从根本上是不同的。

愧疚感引发的惶恐与不安从来都不会对你的内心造成压迫，或者把你从噩梦中惊醒。你如此缺乏良知地活着，却从未觉得自己不负责任、对他人漠不关心，或者觉得这样做不算什么丢人的事，尽管有时你会从表面上假装自责。如果你善于察言观色，就会装出一副死气沉沉的表情，诉说自己对这样的生活方式有多么羞愧、感受有多么糟糕。你之所以这么做，无非是觉得比起老是被人责骂、被人逼着去找工作，让大家相信你是一个意志消沉的人更为方便而已。

你会注意到，有良知的人在训斥他们眼中那些"意志消沉"或"生活困难"的人的时候，会感到内疚。事实上，他们通常会觉得自己有责任去照顾你这种人，这便进一步为你创造了可乘之机。哪怕你一贫如洗，但只要能勾搭上某人并建立一种性关系，那么这个人丝毫不会怀疑到你的真实面目，会觉得自己对你有种特殊的责任。既然你仅仅是不想去工作，那么你不一定非得赖上一个特别有钱的人，你的靠山只要能够受到良知的约束就行了。

你要是把自己想象成为这类人，我相信你一定会觉得自己疯了，因为这些人就是疯子，而且相当危险。不过，这类疯子大有人在，这个群体甚至还有一个专属称谓，精神卫生领域专业人士把这种缺乏良知或毫无良知的状况称为"反社会型人格障碍"（antisocial personality disorder），这是一种无法矫正的性格缺陷，目前的研究认为大约有4%的人属于这种情况，[1]也就是说平均每25人当中就有1个是反社会人格者。⊖这种良知缺失的状况通常也被称为"反社会人格"（sociopathy），[2]或是更耳熟能详的词——"精神病态"（psychopathy）。"无罪感"（guiltlessness）其实是精神病学

⊖ 4%左右的患病率基本是美国及其他发达国家的结果。——编者注

领域确认的第一种人格障碍，过去 100 年来，使用过的名称还包括"病态人格低劣"（psychopathic inferiority）、"悖德症"（moral insanity）以及"道德低能"（moral imbecility）。

根据目前精神病学领域的权威机构，美国精神医学学会（American Psychiatric Association）发布的《精神障碍诊断与统计手册》(第四版)，[3]如果一个人至少拥有以下 7 个特征中的 3 个，那么这个人在临床上就足以被确诊为患有"反社会型人格障碍"：

1. 无法遵守社会规范；
2. 惯于欺骗和操控他人；
3. 行事易冲动，无法提前做出计划；
4. 易怒，具有攻击性；
5. 毫不顾及自身或他人的安危；
6. 一贯不负责任；
7. 在伤害、虐待他人或偷窃他人东西之后毫无悔意。

如果一个人同时表现出上述任何 3 项"症状"，许多精神病学专家就足以据此推定他患有反社会型人格障碍。

在其他研究人员和临床医师中，有很多人认为美国精神医学学会的定义更像是对"犯罪"（criminality）的描述，而不是对"精神病态"或"反社会人格"的描述。[4]他们指出，反社会人格者这个群体还有其他一些记录在案的特征，其中一个比较常见的特征就是他们能说会道，表面上很有魅力，可以借此诱惑别人，而这里的诱惑不单单指两性之间的吸引力。反社会人格者身上的这种光辉和魅力，起初让他们看上去比周围的那些正常人更迷人、更有趣。他们比其他人更随性、更热情，在某种程度上更"复杂"、更性感、更令人愉快。这种"反社会人格魅力"有时会伴随一种浮夸的自我价值感，起初可能很有说服力，但仔细观察之后会显得奇怪甚至可笑（比如"总有一天这世界会见识到我的不凡"或是"要知道，我会让你遇到的所有异性都黯然失色"）。

另外，反社会人格者比正常人更加渴求刺激，这是他们经常罔顾个人安全做出危险的举动，或在社交、财务或法律方面铤而走险的原因。他们的特色能力是能够诱使别人和自己一起冒险，并以病态性说谎、哄骗以及依附朋友，成为"寄生虫"而著称。不管这类人受过多高的教育或者有多高的社会地位，他们在未成年时期都可能出现过行为问题，有时还可能包括药物滥用或青少年犯罪，而且他们永远都不认为自己应该为惹出的麻烦负责。

反社会人格者也以情感淡漠而著称，他们或许会把自己那空洞易逝的情感说成是情深意浓，实际上却是麻木不仁。[5]他们一点儿同情心都没有，也没有兴趣与配偶建立真正的情感纽带。一旦剥离他们表面的光环与魅力，我们就会发现他们的婚姻是一厢情愿的，完全没有爱情基础，而且往往维持不了多久。如果说反社会人格者的配偶在他们眼中有价值的话，那是因为配偶被看成一种财产，反社会人格者可能会为失去这一财产而感到愤怒，但从来不会为此难过，也不认为自己应该对配偶的离去负责任。

以上这些特征，再加上美国精神医学学会列出的几种"症状"，就是我们绝大多数人完全无法理解的那种缺乏良知（我们必需的第七感）的心理状态在行为上的表现。

这类疯狂、令人毛骨悚然的人真实存在于我们身边，他们大约占总人口的 4%。

这 4% 的人口对社会到底意味着什么？我们不妨参照对比一下那些常见的病例，看看下面这些统计数据吧：厌食症的患病率估算为 3.43%，虽低于反社会人格症的比率，但却已经要被视为一种流行病了；而知名度很高的精神分裂症的发生率大约只有 1%，仅为反社会人格症发生率的 1/4。美国结肠癌的发病率是每 10 万人当中约有 40 人，美国疾病控制与预防中心认为这个数字已经"高得惊人"，但也只不过是反社会人格症发生率的 1/100。说得更简洁一点，我们当中的反社会人格者要比广泛报道的厌食症患者还多，其人数是精神分裂患者的4 倍，是结肠癌这类已知重大疾病患者的 100 倍。

我是一名心理医生，专门为受过心理创伤的幸存者提供治疗。过去 25 年来，我治疗过数以百计的成年人，他们每天都过得痛苦不堪，这是由于幼儿时期遭受过虐待，或是过去经历了其他可怕事件所造成的。我在《理智的奥秘》（*The Myth of Sanity*）一书中对这些病例做过详细探讨，[6] 那些受过心理创伤的病人都饱受折磨，包括长期焦虑、抑郁症、精神分裂，还有一些人感觉活着是不能承受之重，他们当中的许多人是在自杀未遂之后来找我的。有些人的创伤是自然灾害或人为灾难所造成的，如地震或战争，但大多数人都是因为遭到了恶人（通常是反社会人格者，有时是一些陌生人，但更典型的是具有反社会人格的父母双亲、长辈或兄弟姐妹）的控制或心理摧残。我在协助病人及其家属应对他们平生所受的伤害和研究这些人的病史时发现，我们身边的反社会人格者对他人造成的伤害深远而持久，通常很致命，而且这种现象惊人地普遍。对数百名幸存者的治疗经历让我越来越确信，全社会的当务之急就是公开并且直接地应对反社会人格问题。

每25个人中大概就有1个是反社会人格者，本质上说，他们是没有良知的人。这并不是说他们无法分辨善与恶，而是说即使他们辨清善与恶，其行为也不会因此受到约束。是非对错在理性上的差别并不能在情感上敲响他们的警钟、点亮他们的警灯，也不会让他们像常人一样心存敬畏。每25人当中就有1个完全没有负罪感或悔意的人，这种人什么事情都能干得出来。

反社会人格在人类社会中的高发率对生活在这个星球上的其余正常人有着深远影响，即便那些没有经受临床创伤的人也不能免于其害。那4%的人会损害我们的人际关系、榨干我们的银行账户、妨碍我们的个人成就，伤害我们的自尊，毁掉我们的太平生活。然而让人大跌眼镜的是，很多人对这种心理疾病一无所知，就算有所了解，人们也只会想到"暴力型精神病态"，例如杀人犯、连环杀手、大规模杀戮狂人。很明显，这种人会一直触犯法律，一旦被抓就会被关进监狱，或许还会被处以极刑。但我们通常意识不到，也分辨不出我们身边真实存在的大量非暴力型反社会人格者，他们通常不会公然违法，所以法律制度拿这些人也没什么办法。

我们绝大多数人想不到"谋划一场种族灭绝战争"和"毫无负罪感地说谎，比如向老板讲同事的坏话"之间有什么对应关系。但两者间的心理对应关系不仅确实存在，而且还会让人不寒而栗。这种对应关系简单而又深刻，那就是两者都缺乏一种自我惩罚的内在机制。感性地讲，当我们做了一个让自己觉得很不道德、不符合伦理规范、不考虑别人感受或者自私的决定时，这个内在机制就会惩罚我们。如果我们把厨房里仅剩的一块蛋糕吃掉了，绝大多数人的心里多少都会产生一些内疚，更不用说故意或预谋伤害他人时的内心感受了。而毫无良知的人自成一类，不管他们是杀人成性的暴君还是社交场上专会破坏他人谈话的讨厌鬼。

有无良知是对人类的一个根本划分，这种划分可以说比智力、种族甚至性别的划分更为重要。靠他人养活的反社会人格者与偶尔抢劫便利店的人或当代巧取豪夺的资本家之间的区别，或者一个具有反社会人格特征的杀人犯与一个普通的恶霸之间的区别，无非是他们的社会地位、欲望、智力、杀戮欲或仅仅是机遇方面的不同而已。但这些人与我们其余大多数人的区别在于，他们的心理层面存在一个巨大的空洞，缺失了本该是人性功能中高度进化的那一部分。

对于属于那 96% 的常人来说，良知的概念如此深植于心，以至于我们很少会想到它。在大多数情况下，良知都是一种本能反应。除非受到极大的诱惑（谢天谢地，这种诱惑在日常生活中一般很难遇到），否则我们绝对不会在每一个道德问题上都纠结来纠结去。我们不会这样认真地问自己：我今天该不该给孩子午餐费？该不该偷同事的公文包？该不该抛下爱人一走了之？是良知在背后默默地、自动地、持续地为我们做出了这些决定，以至于我们难以想象活在一个缺乏良知的世界将是怎样一幅图景。因此，如果有人做了一个完全没有良知的决定，我们就会很自然地为他们做出一个与真相完全不相符的解释：她一定是把给孩子午餐费这件事儿给忘了；那个人的同事一定是拿错了她的公文包；那个人一定是和自己的配偶过不下去了。或者，假如我们并没有很仔细地调查过这些人，我们就会想出一些标签来解释他们的反社会行为：他"很古怪""很有艺术气质""相当好胜""很懒惰""很愚蠢"或"总是这么无赖"。

除了我们偶尔在电视上看到的那些行为令人发指、让人难以为其辩解的精神病态的怪物之外，我们几乎看不到没有良知的人。我们热衷于探究自己到底有多聪明，对别人的智力水平也同样非常感兴趣；即便是幼小的孩子也能够分辨出谁是男孩谁是女孩；我们还会因种族差别而开战……但我们对于有无良知这个可以用于划分人类的一个最重要的特征，却总是置若罔闻。

很少有人知道"反社会人格"这个词的意思，不管他们在其他领域受过多少的教育。他们更不知道这个词十有八九可以准确地用在一小部分他们认识的人身上。而且就算在我们了解这个词的意思之后，绝大多数人还是难以想象缺乏良知是怎样一种体验。事实上，如果不诉诸移情作用，我们很难想象出另外一种体验。我们能够想象自己完全失明，能够想象自己得了抑郁症，能够想象自己存在认知功能障碍，能够想象自己中了彩票后的样子，或是其他成千上万种极端体验。因为我们都曾迷失在黑暗里，都曾有过些许抑郁，都曾有过那么一两次感受自己的愚蠢。大多数人早就想好了要是获得了一笔意外之财的话应该怎么花。在梦境中，我们的想法和意象还会变得错乱疯狂。

但要是我们完全不在乎自己的行为会对社会、朋友、家人、孩子造成什么样的影响，那到底会是怎样一种情形？我们该拿自己怎么办？不管是在现实中还是梦境里，都没有什么东西能够给我们以提示。我们所能想象到的最接近的体验或许就是身体上遭受的巨大痛苦，以致我们暂时丧失了思考或行动能力。但即便是处于极大的痛苦之中，罪恶感依然存在。我们完全无法想象罪恶感全无是怎样的一种体验。

良知是个全知的监工，它为我们的行为定下规则，当我们违反时，良知就会对我们施以情感上的惩罚。我们从来不必寻求良知，良知就像皮肤、肺或心脏一样天然存在于我们的身上。从某种方式上讲，我们甚至不能把拥有良知算作一种成就而产生自我褒奖的心理，而且我们也无法想象自己没有良知的感受。

"无罪感"也是一个特别让人迷惑不解的医学概念。与癌症、厌食症、精神分裂症、抑郁症甚至其他"人格障碍"（例如自恋）十分不同，反社会人格似乎还有道德层面的含义。反社会人格者几乎总是会被视为很邪恶或很残忍，就连（或者说尤其是）精神卫生方面的专家也这么认为，而且我们通过文献里的生动描述，也会对这些人产生一种反感。不知何故，他们就是破坏道德，令人恐惧。

　　英属哥伦比亚大学心理学教授罗伯特·黑尔（Robert Hare）开发出一个叫作"精神病态量表"[7]的工具，该检测表已经成为目前全世界研究人员以及临床医师的标准诊断工具。黑尔是位头脑冷静的科学家，他这样描写他的研究对象：[8]"任何一个人，包括专家在内，都会被这些人欺骗、操纵、煽动或迷惑。演技高超的精神病态者能够触动每一个人的心弦……最佳防御之道就是看清这些人掠食者的本性。"而赫维·克莱克利（Hervey Cleckley）在其1941年出版的《理智的面具》（*The Mask of Sanity*）这本经典教科书中，对精神病态做出如下指控："对于一个精神病态者来说，美与丑（除了外表意义上的）、善、恶、爱、恐惧以及幽默都没有实际意义，这些都无法打动他。"[9]

　　或许有人会说，"反社会人格""反社会人格障碍"或"精神病态"都是不当的用词，这些名词所反映的不过是混乱拼凑的概念，而且把缺乏良知归类为精神疾病首先就说不通。从这一点来看，有一个问题特别值得注意，即在其他所有精神疾病（包括自恋）的诊疗中，患者都会产生某种程度的痛苦和哀伤，但反社会人格却是唯独不会导致患者心理不安的一种"疾病"，它不会让患者在主观上感到不适。反社会人格者通常对他们自己和生活状况感到很满意，或许正是这个原因，反社会人格者才没有得到有效的"治疗"。典型情况下，反社会人格者只有在法庭的要求下，或是作为病人有利可图的情况下才会接受治疗。很少有人是为了让病情好转才去治疗。那么问题来了，缺乏良知到底是一种精神障碍还是法律赋予的名称，抑或是其他什么东西？

反社会人格就是有这样一种奇怪的能力，它甚至可以让经验丰富的专家感到茫然。反社会人格的概念与灵魂以及善恶的概念非常接近，这种关联很危险，因为这会让人难以对其做出清晰的思考。这个问题在本质上不可避免地会呈现出"他们与我们"的对立，因此会在科学、道德以及政治领域引发令人头痛的争议。我们要如何从科学的角度研究一个似乎与道德有着某种关联的现象？谁应该得到我们的专业帮助与支持，是那些"病人"，还是必须忍受他们的人？既然心理学研究可以为反社会人格的"诊断"提供方法，那么我们应该测试哪些人？在一个自由的社会里，每个人都应该接受这样的测试吗？而如果有人真的被测出了反社会人格，社会能拿这个群体怎么办？此外，没有任何一种诊断会引发这样政治不正确和专业失当的问题，因此反社会人格（已知它与家庭暴力、强奸、连环杀人以及好战等行为有关）[10] 从某种意义上讲，是心理学最后一块，也是最令人望而生畏的一块处女地。

诚然，我们甚至在窃窃私语时都不太敢提及的问题是：我们能否确定地说，反社会人格不能为患者带来正面效用？反社会人格究竟是一种精神障碍，还是一种具有正面功能的表现？而问题的另一面同样很不确定，那就是：良知一定会为具备良知的个人或群体带来正面效用吗？还是说良知就像反社会人格者一再暗示的那样，不过是一种用来限制社会大众的心理围栏？也许我们没有明说，但这种怀疑千百年来就一直在暗中不断涌现。当今世界，利用别人几乎已经成为一种潮流，通过没有良知的商业手段似乎可以获得无限的财富。而在个人层面上，大多数人也都能从生活中发现许多例子，不择手段的人往往可以成功，而正直的人却常常显得像个傻瓜。

到底是骗子永远不会成功，还是好人终究没有好报？那些毫无廉耻的少数派最终会统治这个世界吗？

这些问题正是本书所关注的核心，在 2001 年 "9·11"事件后，我就想到了这个问题。"9·11"事件让所有具备良知的人都深陷于痛苦之中，甚至让一些人感到绝望。我平常算是个乐观派，但在那个时候，我跟其他很多心理学家以及研究人性的学生一样，害怕美国和许多其他国家会卷入充满仇恨的冲突与旷日持久的复仇战争之中。每当我试图小憩或睡觉，脑海中就会莫名冒出一首 30 年前的末日之歌的歌词："撒旦大笑着，张开了他的翅膀。"[11] 我用心灵之眼看见撒旦张开了翅膀，在嘲笑中咆哮，从废墟中升起。他不是恐怖分子，他是用恐怖分子的暴行操纵人类、点燃全世界仇恨之火的恶魔。

我是在跟一位同事通电话的时候，对"反社会人格和良知"这个题目产生兴趣的。这个同事人很好，是个乐天派，很会给别人加油打气，但他当时也同样感到震惊和沮丧。我们当时讨论起一位共同的病人，他显然是受到了美国"9·11"事件的影响，自杀症状变得更加严重（但从那以后，他的病情又有了明显的好转，说到这里我真是长吁了一口气）。我同事说他满怀愧疚，因为他当时在心痛欲裂的状态下，很难像往常一样给予病人情绪上的鼓舞。这位对病人非常关心、极其负责的心理医生像常人一样被这件事击垮了，他觉得自己失职了。他在自我批判到一半的时候，突然停下来叹了一口气，然后带着一种跟平时完全不同的疲惫的声音对我说："你知道吗，有时候我在想，要良知干什么？它只会把你推向失败的一方。"

　　同事的问题让我大为震惊，主要是因为这种愤世嫉俗的论调完全不符合他平时充满活力、热情洋溢的心境。过了片刻，我用另一个问题回复他。我说："那么请告诉我，伯尼，假如给你一次机会（当然了，事实上你没有这样的机会），你会选择做一个像现在这样有良知的人，还是会选择……呃，什么事情都干得出来的反社会人格者？"

　　他考虑了一下然后说："你是对的（尽管我没有用心灵感应给他暗示），我会选择做有良知的人。"

　　"为什么？"我追问道。

　　他沉默了一会儿，然后发出了一声长叹。最后他说："你知道吗，玛莎，我不知道原因，我只是知道我会选择良知。"

或许是我太过一厢情愿，但我真是觉得伯尼说完这些话后，他的声音有了微妙的变化，挫败情绪少了一些，然后我们就开始谈论我们的一个专业心理援助组织计划为纽约和华盛顿居民提供帮助的事情。

在那次谈话过后的很长一段时间里，我都一直着迷于伯尼提出的那个问题："为什么要有良知？"以及他的选择：宁可受到良知的约束，也不愿没有良知。还有一个事实：他不知道自己为什么会做出如此选择。道德家或神学家或许会这样回答，如"因为这么做是正确的"或"因为我想当个好人"。但我的这位心理学家朋友却没有办法给出一个心理学上的解释。

我迫切感到我们需要在心理学上给出原因，尤其是在当下世界（这个已经快要毁于全球性商业欺诈、恐怖主义以及仇恨之战的世界），我们需要从心理学的角度知道，为什么做一个有良知的人比当个没有罪恶感和悔意的人更为可取。从某种程度来说，这本书就是我身为一名心理医生对"为什么要有良知"这个问题的回答。为了找到原因，我先讨论了没有良知的一类人（即反社会人格者）的行为方式和感受方式，从而让我们能够更有意义地探究良知的价值，因为其余96%的人都拥有会惹恼自己、会让自己痛苦、能够约束自身行为（没错，这一点是真的）的良知。接下来我会赞颂那个依然微弱的声音，还有良知尚存的大多数人。这本书就是为那些无法设想自己以任何方式过着没有良知生活的人而写的。

我也打算用这本书来提醒那些善良的人："反社会人格者就在你身边"，并帮助他们找到应对的策略。作为一名心理医生，一个普通人，我见过太多生命几乎被一些没有良知之人的决定和行动毁掉。这些没有良知之人不仅危险而且相当难于辨识。即便没有暴力倾向（尤其是当他们跟我们很熟或很亲近的时候），他们也有足够的能力毁掉一个人的生活，也都有能力把整个人类社会变成一片危险之地。在我看来，这些没有良知者对其余人的操纵，就是美国著名小说家菲茨杰拉德在《夜色温柔》中所说的"弱者的暴政"中一个极为普遍且恐怖的例子。[12] 我认为所有具备良知的人都应该去了解一下这些没有良知者的日常行为是什么样子，这样才能够辨识并有效应对这些缺德而又残酷无情的人。

谈到良知，人类群体似乎很容易走向极端。打开电视，我们就能感觉这个世界分裂成了令人困惑的两个极端：有人趴在地上解救一只困在排水管里的小狗，接下来的报道就是有人正在屠杀妇女和儿童，尸体堆积成山。尽管我们的日常生活可能没有这么戏剧化，但这样的反差对比还是大量存在。早上，可能有个兴高采烈的人特地把我们掉在地上的钞票捡起来还给我们，下午就可能有个人一脸坏笑地在路上故意别我们的车。

鉴于我们每天都在见证这种极端对立的行为，我们必须公开地对人格与行为的这两个极端加以讨论。为了创造一个更美好的世界，我们需要了解这类经常侵犯公共利益却毫无负罪感的人群。唯有弄清这种残忍的本性，我们才能找到击败它的种种办法；唯有认清黑暗，我们才能真正走向光明。

我希望这本书能够在一定程度上限制反社会人格者对我们生活造成的破坏性影响。作为拥有良知的个体，你可以从本书中学会如何辨认"自己身边的反社会人格者"，从而彻底摧毁他们自私自利的企图。最起码，这本书能让你保护自己和自己珍爱的人不受反社会人格者的无耻操纵。

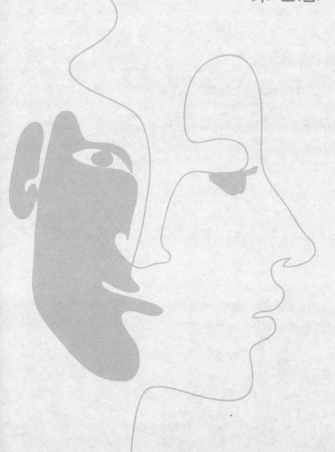

第七感

美德指的不是不作恶或免除了道德危险；美德就像是疼痛或是某种特殊的气味，鲜明具体而又独立地存在。

——英国作家 G. K. 切斯特顿

今天早上，30岁的律师乔要去参加一个非常重要的会议，他晚出发了5分钟，但不管他能否赶到现场，会议都将在8点钟准时开始。他必须给事务所的高级会员们留个好印象，差不多每位与会者都是高级会员，他也想第一个过去跟那些有钱的大客户打招呼，因为客户们关心的内容包括乔刚刚起步的资产规划业务。乔觉得这个会议会提供很多获利的机会，因此他花了好几天做准备，而且他非常希望自己能赶在会议开始前坐进会议室。

不幸的是，乔在城里的那栋房子的暖气炉半夜突然停止了供暖。他冻得要命，在室内来回踱步，还担心暖气管爆裂。今天早上，他得等供热公司的紧急维修工来了之后才能去上班。维修工到了之后，乔就把维修工丢在了家里修暖气，自己不顾一切地跑去开会，并在心里祈祷："按理说那个修暖气的家伙应该是个老实人。"乔快步冲进自己的奥迪车，发动引擎，直奔公司。他只剩下25分钟，但车程需要30分钟。为了赶上开会，他决定小小违反一下交通规则。

乔现在正沿着熟悉的上班路线加速疾驰。他咬牙切齿，暗暗咒骂那些慢行的司机（其实是所有司机）。他闯了几个红灯，从紧急停车带借道超车，内心疯狂地抱着一个希望，一定要赶在 8 点前抵达公司。当他一连碰上三个绿灯时，他心想自己差不多能够及时赶到会场。他左手操纵方向盘，右手摸了摸副驾上的旅行袋，确定自己没有把它落下。除了 8 点的这个会议外，乔今天上午还得赶 10 点 15 分的飞机去纽约出趟差，因此在开完这个会后，他肯定来不及再跑回家拿东西。他摸了摸旅行袋的软皮革，旅行袋就在这儿，而且已经打好包了。

　　就在这时，乔突然想起来自己忘了给锐步喂食。锐步是乔养的一只三岁大的金色拉布拉多犬。之所以取名锐步，是因为乔以前在上班还没这么忙的时候，习惯带着这只热情活泼的宠物一起晨跑。随着工作越来越忙，乔每天的常规晨跑也取消了，于是他在自家的小后院围起了篱笆，并在地下室安装了一个可以让狗狗进出的门，这样锐步就可以自己跑到外面玩了。目前的状况是，乔只有在周末才会带着锐步去公园跑步。不管有没有跑步锻炼，锐步每周都要吃掉好几千克希尔思狗粮，加上大量的剩菜剩饭，还有至少一整箱大骨头。这只狗的食量惊人，光是凭着乔的陪伴和享受美食这两样乐趣，它的日子就已经相当幸福了。

　　乔在锐步出生不久后就养了它，因为乔小时候很想养宠物，但他父亲不同意，所以他发誓等自己长大成人、事业有成之后，就一定要养条狗，一条大狗。起初，锐步在乔心里和他那辆奥迪车并没多大不同，都是乔买来犒赏自己的礼物，是经济独立的标志和物质富足的象征。但没过多久，锐步就让乔爱到不能自拔。他怎能不爱锐步呢？锐步无条件地爱着乔，从它小时候起，乔在屋子里走到哪，锐步就跟到哪，乔对它来说就像是一个充满无限美好的宇宙中心。在锐步从小狗长成大狗的过程中，乔慢慢意识到，这个生物和人类一样拥有鲜明独特的个性，它那水汪汪的棕色大眼睛的背后有着跟人类一样的灵魂。现在，不管乔什么时候望向它的大眼睛，锐步都会皱起它米黄色柔软的眉头，额头上堆叠出几道褶，回望着乔。锐步平时憨态可掬，此时却若有所思，仿佛读懂了乔的心思，并流露出对乔的关心。

就像今天这样，乔偶尔会出差离家一天半天，甚至更长时间。他出差回来一到家，锐步便会兴冲冲地跑到门口迎接，总是能够立刻原谅他的远行。乔在出差之前总会为锐步准备好几碗满满的狗粮和饮水，这样，当他不在的时候也不至于让锐步饿肚子。但这一次因为暖气出了问题，再加上怕自己赶不上 8 点钟的会议，乔忘了给锐步留食物。在乔明晚出差回来之前，锐步什么东西都没得吃，甚至可能连水都没得喝。

乔绝望地想，自己或许可以打个电话叫谁来帮忙。但他目前处于情感空窗期，所以没人有他家的钥匙。

当他开始意识到这个状况没办法解决时，便把方向盘握得更紧了。他必须得赶上这个会议，而他继续开车的话，应该可以准时到达。可是锐步怎么办？乔心里明白，锐步饿个一天半天是不会死的，但会很痛苦，还没水喝，动物多久不喝水会渴死？乔心里也没数。他一边将车开得飞快，一边考虑现有的选项，而这些可能选项又一个接着一个地被他迅速推翻。他可以开完会再回家喂狗，但那样就会错过 10 点 15 分的航班，而这趟出差甚至比上午的会议还重要；他可以在会议中途溜开——不行，那样会被大家认为很无礼；他可以设法搭乘晚一点的航班，但那样他在纽约的那个商务会谈就会迟到太多，甚至可能完全错过，弄不好会丢掉工作；他可以先不管自己的狗，等到明天再说；他还可以现在掉头，推掉 8 点钟的会议，回家把锐步安顿好，而且还能赶上 10 点 15 分的航班。

乔就像一个痛苦不堪的病人大声呻吟，猛地仰靠在车座上。虽然离公司只剩下几个街区，但他还是把车停在了路边一个标有"仅限建筑车辆停车"的地方，然后打电话到公司，请秘书通知与会者他不能来参加会议了。然后他调转车头，回家喂狗。

良知是什么

从某个角度看，人性真是太奇妙了。乔最终竟然决定缺席一个与大客户会面的重要机会，这是一个关乎他个人利益与前途的重要会议，他之前还为此花了好些天时间来做准备。起初，他拼尽了全力想要及时赶到会场，甚至不惜冒险把房子里的全部家当留给了一个素昧平生的暖气维修工，而且还冒着生命危险开快车。但接下来，在最后的关头，他竟然掉头回家去喂一只老实的、不会说话的、也不会因乔把它丢下不管而责备他的狗。乔牺牲了自己"高风险，高回报"的欲求，反而去做了一件不为人所知的事情（或许只有维修工知道），这个决定不会给他带来任何好处。到底是什么让这位年轻有为、雄心勃勃的律师做出了这样的抉择？

在乔掉头回家的那一刻，我想大多数读者都会会心一笑，我们对他回家喂狗这件事颇感欣慰。但为什么我们会感到欣慰？乔的行为是出于良知吗？这就是我们在褒扬一个人的行为时所说的"他的良知阻止了他"吗？

我们身上这个看不到、躲不掉、难于被收买的、我们称之为"良知"的东西到底是什么？

这是个很复杂的问题，即便在乔与锐步这个很简单的故事里也是如此，因为有很多跟良知无关的单独或综合的动机，都可能让乔（或是我们任何一个人）做出这样一个表面看起来牺牲小我的选择。比方说，乔可能只是受不了"从纽约出差回来后发现拉布拉多犬死在了厨房的地板上"这个想法。乔不清楚狗在没水喝的情况下能活多久，他只是不愿意冒这个险，怕看到他所厌恶的景象，但其实这不能算有良知，这更像是厌恶或恐惧。

或许乔是害怕邻居对他产生不好的看法才跑回去的。他担心，要是邻居听到锐步饥饿的哀嚎声，或者更糟糕的是，当邻居得知锐步是因为自己出差而被关在家，最后孤独地死去，会做何感想？他要怎么向朋友或熟人解释？这种担心也不能算是有良知，乔只不过是担心自己日后无法抬头做人，或者担心在社会上被人排斥而已。如果这就是乔赶回家喂狗的原因，那他很难算得上是第一个因为"害怕别人的看法"而做出决定的人。如果他确定自己的行径不会为任何人所知，他还会这么做吗？别人的看法能让我们乖乖遵守规矩，这可能比其他任何办法都管用。

或许这件事情只是与乔对自己的看法有关系。乔可能不希望在内心深处看到自己是一个虐待动物的卑鄙之人，"善良体面之人"这个自我意象对他来说至关重要，在别无选择的情况下，乔只能放弃这次重要的会议来维护这个自我意象。用这个说法解释乔的行为完全说得过去。维护自我意象是一个有几分老生常谈的激励因素。在文学以及有关人类行为的历史记录中，为个人尊严舍生忘死被视为一种"光荣"。为了这份"荣誉"，即使舍弃性命、发动战争也在所不惜。古代人们就非常重视"荣誉"这件事。而在当代心理学领域，"我们如何看待自我"被翻译成"自尊"这个更为新颖的概念，有关这方面的心理学著作非常多，比其他任何一个课题都要多。

或许乔是自愿放弃今天的一些工作绩效，以便让自己在明天照镜子时能够心安一些，目的是维持一个在自己眼中依旧"值得尊敬"的形象。这很值得称赞，也很有人情味，但这不算有良知。

这件事的真相很有趣，我们做的许多看似很有良知的事情，背后的驱动力都是一些其他因素，如恐惧、社会压力、自尊，甚至仅仅是习惯而已。就乔这个例子而言，读者应该会比较强地倾向于跟良知无关的解释，因为乔的某些行径早就让人产生了怀疑。他经常把那只小狗独自丢在家里好几个小时，有时甚至长达两天之久。就在这个早晨，虽然他放弃开会回家喂狗，但他还是打算搭乘10点15分的航班飞去纽约，一直要到第二天晚上他才能回到家。锐步还是得自己待着，除了那个用篱笆围起来的小院，它无处可去。把狗留在这样的环境里可真是不太好，这起码反映出乔对宠物的社交需求缺乏一定的共情。

但说实话，对宠物好其实也不见得就是有良知。任何一个聪明的反社会人格者为了达到操控他人的目的，都能在短期内表现得像圣贤一般友善。真正有良知的人通常都没那么友善，不管是出于愚昧，还是像乔一样缺乏共情，或只是一般心理学所讲的"否认"（denial）作用。

不管是善意的行为、谨慎的行动，还是对别人会如何看待自己的感想，或者为了个人尊严而做出的令人敬佩的举动，都如良知一样，至少在大多数时候都会对世界产生积极效应，或许都能促成回家喂狗的结果，但这些都不能被定义成良知。这是因为良知根本不是某种行为，不是我们所做的事情，也不是我们的想法或深思熟虑的东西。良知是我们感受到的东西。换言之，良知既非行为也非认知，它主要存在于"感情"领域，更为人熟知的说法叫"情感"。

为了弄清其中的区别，我们不妨再来看看乔的例子。他并不总是对狗很好，但他有良知吗？必须有什么样的证据才能让心理学家认定乔放弃开会，跑回家救锐步的行为是出于良知而不是其他原因？比如顾忌别人会怎么看他，为了维护自我意象或者是明显出于金钱上的考量（他三年前花了1200美元才买到了这只保证没有髋关节发育不良或心脏病的纯种拉布拉多幼犬）。

作为心理学家，这个故事里有一个特征对我最有说服力，即乔对锐步有感情，他在情感上依恋他的宠物狗。锐步会跟着乔满屋子跑，而乔喜欢锐步这样跟着自己。乔会凝视锐步的双眼。乔原来是一个把宠物当作奖品犒赏自己的人，锐步把他改造成了一个视宠物为心肝宝贝的主人。正是因为有这一层情感依恋，我才认为乔取消早上的计划，回家照顾狗的行为很有可能是出于良知。如果我们给乔吃一种能够让他讲实话的药，并问他在决定掉转车头的那一刻内心到底是怎么想的，他或许会说："我一想到锐步在这段时间会一直又饿又渴，心里就受不了。"如果乔这样说，我便有理由相信他的行为是受到良知驱使的。

我会基于"良知心理学"本身来评价乔。用心理学的语言来讲，良知是一种基于情感依附的义务感。这种情感依附的对象可能是另一个生物（包括但不仅限于人），也可能是一群人，有时甚至可能是全人类。如果脱离了对某人或某物的情感联系，良知就不复存在，从这个意义上说，良知与我们称之为"爱"的那种情感密切相关。这种关联赋予真正的良知一种韧性，让良知对有良知的人产生惊人的支配力，或许还赋予良知一种能够让人困惑和沮丧的性质。

良知可以激励我们做出看似不符合理性判断，甚至有损自我的决定，从微不足道的琐事到各种英雄事迹，从错过8点钟的会议到为了自己的国家经受严刑拷打，依然坚韧不屈。良知之所以能够驱使我们做出这些行为，只是因为它的动力来源正是我们最为强烈的情感。当我们目睹或听闻有人出于良知而做出的行为，哪怕是喂狗这样普通的行为，都会让我们心中欣慰，因为任何出于良知的抉择都会让我们联想到背后的亲密关系。一个关于良知的故事就是关于生物之间情感联系的故事，我们下意识就能辨别出它的真谛，并会对此报以微笑。我们理解乔在良心挣扎时有多痛苦，我们会对乔和锐步报以微笑，因为有爱的画面总会让我们感到美好。

良知发展史

并不是每个人都有良知，良知这种干预性的义务感建立在我们对其他人的情感依附之上。有些人从来都不会因为让别人失望、伤害别人、剥削别人甚至杀害了别人而感到强烈的不安。如果前五感（视觉、听觉、触觉、嗅觉、味觉）属于生理范畴，而"第六感"是我们所谓的直觉，那么良知至多可以算作第七感。第七感在人类的进化过程中发展得比较晚，而且目前还远谈不上人人皆有。

更糟糕的是，我们在日常生活中通常无法分辨哪些人有良知，哪些人缺少良知。一名年轻有为的律师可能拥有这种第七感吗？是的，可以想见。一位生了好几个孩子的母亲会有这个第七感吗？当然有可能。一位负责整个教区信众的精神福祉的牧师可能受到良知的约束吗？让我们寄希望于此。一位领导一个国家的强大政治领袖有可能会有良知吗？当然可能。

或者，我们可以反过来问，上述这些人有可能完全没有良知吗？答案有些令人心惊胆战，还是："当然可能"。

"恶"并不反映人的个性特征，而且从来都无法与某一特定的社会角色、种族或身材可靠地联系在一起，这让神学家和近代科学家迷惑不已。纵观人类历史，我们花费了很大力气才解决了"善""恶"之辨，也才找到方法来解释"为什么某些人身上似乎只有恶"。公元 4 世纪的基督教学者圣哲罗姆（Saint Jerome）用希腊语 synderesis（良知）来描述人类与生俱来的、感受善与恶之间差异的神赐能力。[1]他诠释了以西结（Ezekiel）在《圣经》中所描述的四个生灵从一朵"周围有光辉，向外不断冒火"的云中显像。每个生灵都有人身，但各有四张不同的面孔。前面是人脸，右侧是狮脸，左侧是牛脸，后面是鹰脸。圣哲罗姆这样解读以西结的梦境：人脸代表人类的理性，狮脸反映人类的情感，牛脸象征人类的欲望，而翱翔的鹰脸是"良知的火花，即使在该隐（Cain）的心中也仍然没有熄灭……而在我们被邪恶的欲望或放肆的灵魂打败的时候，良知会让我们产生罪孽深重的感受……然而，我们在一些人身上看到，这种良知泯灭；他们毫无负罪感，对自身的罪孽也不觉得羞耻。"

和圣哲罗姆同时代的杰出神学家希波主教奥古斯丁（Augustine of Hippo）对于良知的本质也持有同样的看法。奥古斯丁让他的信徒相信"人类在光之书（Book of light）中看到了道德规范（又叫'真理'），所有的法律都是'真理'的摹本。"[2]

但一个显而易见的问题仍然悬而未决：既然真理（即关于善恶的绝对知识）是上帝赐予全人类的，那为什么不是所有人都是好人？为什么我们会看到一些人身上的"良知泯灭"？这个问题数百年来一直是神学领域关于良知的核心争论。尽管这个问题很棘手，他们也不可能提出"只有一些人有良知"这种解释，因为这意味着上帝没有把真理赐予他的几个仆人，是上帝本人在世界上创造了恶，并把它看似随机地散布到形形色色、三教九流的人身上。

13世纪意大利哲学家和神学家托马斯·阿奎纳提出，synderesis（即圣哲罗姆提出的，绝对正确的、由上帝赐予的关于是非的知识）和conscientia（即易犯错的人类理性，它艰难地决定着人类的行为）之间存在隐晦的区别，从而似乎解决了神学上关于良知的困境。[3]为了让人类选择应该采取何种行动，上帝为理性提供了完全的信息，但理性本身相当薄弱。在这个体系中，人类之所以会做出不可靠的决策，并非出于良知的缺乏，而是因为人类在决策和行动过程中容易出错。相较之下，阿奎纳认为，"synderesis不会出错；它提供了固定不变的原理，就像主宰物理世界的一成不变的定律。"

我们用这个古老的观点来看看当下这个例子：当乔想起他的宠物狗无食无水的时候，他那与生俱来的、上帝赐予的synderesis（良知）立刻告诉他，绝对正确的行动是赶快回家照顾狗；而conscientia这个关于人类如何行事的心智上的争论，接着便对这个真理进行了一番考量。乔并没有马上掉转车头，而是花了几分钟考虑，这正是人类天生薄弱的理性作用的结果。在托马斯·阿奎纳的理论体系下，乔在最后确实做出了正确的决定，这表示乔的道德德行在强化了的理性作用下，正在朝着正确的方向发展。要是乔最后的决定是让他的狗饿肚子、没水喝，那么用神学语言来讲就是，他的弱化了的理性会把他的道德德行引向地狱。

我们认真看看神学的基本要点，根据早期神父的说法：

1. 道德规范是绝对的；

2. 每个人天生就知道这个绝对真理；

3. 不良行为是错误的思考导致的，而不是因为缺乏synderesis或良知，既然人人均有良知，那么只要人类的理性臻于完善，不良行为就不会产生。

而事实上，这三条就是世界上绝大多数人近代以来所持有的关于良知的信仰。它们对我们采取何种方式看待自己与他人产生了深远的影响。第三个信条尤其让人难以摒弃。在托马斯·阿奎纳对synderesis做出断言将近1000年的岁月里，当有人不断做出我们认为违背良知的行为时，我们就会诉诸更新版的"弱的理性"的范式。我们推测这个犯了错的人一定丧失了理性，或者心智失常，要不然就是他早年的成长背景所导致的。我们特别不愿给出更直截了当的解释：上帝或自然根本就没有给他良知。

几百年来，关于良知的讨论倾向于围绕人类理性与上帝赐予的道德知识之间的关系而展开。期间还出现了逻辑推论方面的争论，最近的争论是关于"相称主义"的，是一个神圣的漏洞，即为了得到"善"的结果，理性会要求我们做"恶"的事情，例如"正义之战"。

但到了 20 世纪初，内科医生兼科学家（也是无神论者）西格蒙德·弗洛伊德的理论在欧洲和美国越来越为人们所接受，"良知"本身也因此发生了根本性的转变。弗洛伊德提出，幼儿的心智在正常发展的过程中会形成一个叫"超我"的内化权威，它会逐渐取代实际的外在权威——并非上帝，而是孩子的父母。[4]弗洛伊德用他"发现"的超我概念有效地把良知从上帝手中夺走，良知由此落入凡俗家庭所焦急渴望的控制范围。良知的这种变动，要求我们对那个沿袭了几百年的世界观做出一些艰难转变。我们的道德指引突然呈现出致命的缺陷，而绝对真理从此以后就必须给文化相对主义（cultural relativism）的不确定性让路。

弗洛伊德所提出的新的心智结构模式没有按照人、狮子、牛和鹰的四面性来划分。相反，弗洛伊德用了三分法，将心智结构模式分成："本我""自我"和"超我"。"本我"包含性冲动在内的所有与生俱来的本能，以及各种生物性的欲望。因此"本我"通常都会与文明社会的要求彼此冲突。而"自我"则是心智的理性和有意识的一面。"自我"能够合乎逻辑地思考、制订计划以及记忆，正因为"自我"具备这些能力，所以"自我"可以直接与社会形成互动，并且能够在不同程度上帮助比较原始的"本我"把事情做好。"超我"是儿童在理解父母或社会所加诸的外部规则之时，在"自我"的基础上形成的。在心智发展过程中，"超我"最终会成为一股独立力量，单方面评判或引导儿童的行为和想法。"超我"是一种命令式的、能给人造成愧疚感的内在声音，这个声音甚至会在你独处一室之时对你说"不行"。

"超我"的基本概念对我们来说已经成为一种常识。我们经常看到儿童内化并执行他们父母要求他们遵守的规则。（例如，母亲皱着眉头对 4 岁大的女儿说"不准在车上吵闹"，几分钟后，这个 4 岁大的女孩便会妄自尊大地指着正在吵闹的 2 岁妹妹教训道："不准在车上吵闹！"）我们绝大多数人在成年后都曾听到过"超我"的声音。有些人还会经常听到。我们脑海里的声音会对我们说："你真是白痴！为什么要那么做？"或者"你知道的，要是今晚完成不了这份报告，你心里会很歉疚。"或者"你最好去检查一下胆固醇水平。"在乔和锐步的故事里，很有可能是乔的"超我"帮他做出了放弃开会的决定。为了对此进行说明，我们假定乔的父亲在乔 4 岁时曾对他说：

"不行，乔，我们不能养狗。养狗的责任太重大了。如果你养了一只狗，你总是得停下手头的事去照顾它。"乔成年后所做的调转车头回家喂狗的决定，很有可能就是他的"超我"在起作用，"超我"坚决要他遵守父亲的告诫。

在一个较为深邃的意义上，弗洛伊德本人或许会想，可能是乔的"超我"引发了乔整个上午的状况，那当然是无意识的，因为太匆忙，所以才会忘记给狗弄食物。这样一来，他父亲的告诫就能够得到"印证"，乔因为养了一只宠物而"受到了惩罚"。按照弗洛伊德的理论，"超我"不仅是一个声音，它还是一个执行者、一个微妙复杂的操纵者、一个观点的验证者。"超我"会对我们进行指控、审判，它会执行判决，而这一切都是在我们完全无意觉察的情况下进行的。"超我"的好处在于，它有助于个人在社会上生存，但它也有可能变成一个人性格中最为傲慢专横的，甚至可能是最具毁灭性的部分。根据精神分析学家的说法，特别严苛的"超我"总是在一个人的脑海中念叨个不停，可能会害得一个人终生抑郁，甚至还会把这个可怜的受害者逼上自杀的绝路。

因此，弗洛伊德向世人提出了一个明显的世俗观点：有些人的良知可能需要修补，而通过精神分析法或许就能把它修补完善。

此外，更令人震惊的是，弗洛伊德及其追随者还把最终确立的"超我"理论与儿童如何解决"恋母情结"联系起来。

"恋母情结"（发生在女孩身上的时候就称为"恋父情结"）是在幼儿（3～5岁的时候）开始意识到自己永远都无法完全占有那位异性双亲时形成的一种感受。简单来说就是男孩必须接受无法娶自己母亲的事实，而女孩必须接受无法嫁给自己父亲的事实。弗洛伊德认为，在"恋母（父）情结"上的挣扎以及由此引发的对那位同性双亲的竞争、恐惧以及憎恨之感，对孩子与家人之间关系的影响巨大且危险，因此必须彻底"抑制"这种情感，或者避免形成这种意识，而这种"抑制"作用可以通过大幅强化儿童的"超我"来实现。从这个观点来看，倘若孩子对那位异性双亲产生了任何性方面的感受，或是孩子对那位同性双亲产生了敌对感，那么通过全新强化过的"超我"，即自发的、难以忍受的负罪感这个可怕无情的武器，就能把这些感受抑制住。如此一来，"超我"便在儿童的内心获得了自治权，并且占据了绝对优势。"超我"像一位严厉的监督人，它的作用是满足我们希望保持成为团体一分子的需求。

不管人们对这套理论持有何种不同看法，弗洛伊德的成就必须得到肯定，因为他认识到道德感并不是个放之四海皆准的神秘法典，相反，它是动态变化的，并且与重要的家庭和社会纽带有着错综复杂的联系。弗洛伊德用其关于"超我"的著述，让逐渐觉醒的科学界认识到，人们对法律与秩序的习惯性尊重并不仅仅是外界强加的结果。遵守规则、尊重美德的主要动力源于我们在婴幼儿时期就萌生的内在需求，即我们需要家人以及我们生存其中的人类社会能够保护和接纳我们。

良知与超我

不管你是否相信"超我"是心灵内部的谋划者，或者用弗洛伊德的话来讲是"恋母情结的继承者"，你都不得不承认"超我"本身是一个丰富且实用的概念。作为我们从童年时期的重要关系中获得的一种内在声音，"超我"会对我们的缺点和错误展开批评和指责，它是能被绝大多数人轻易辨认的主观经验的一个特征。"不要那样做""你不该那样想""小心！你会伤到自己的""对你妹妹好一点""把垃圾清理干净""你买不起那个东西""你看，那样做不太明智，不是吗？""你得去处理那件事""别再浪费时间了"——"超我"每天都在我们心里喋喋不休，有些人的"超我"甚至比其他人的更加无礼。

即便如此，"超我"跟良知也不是一回事。"超我"在主观感受上可能跟良知有些类似，像是良知的一小部分，但它本身并非良知。这是因为弗洛伊德在对"超我"进行概念化的时候，可谓是不分良莠全盘否定。他把"道德绝对主义"从心理学思想中驱逐出去的同时，也将其他东西一并排除在外。非常简单，弗洛伊德把"爱"以及所有与"爱"相关的情感全都排除在外。尽管弗洛伊德常说，儿童除了畏惧他们的父母，也会爱他们的父母，但他所描述的"超我"却完全是建立在畏惧的基础之上。在他看来，正如我们孩提时畏惧父母的严厉批评一样，我们长大之后也会畏惧"超我"对我们的呵斥。所有这一切都是因为恐惧。在弗洛伊德的"超我"里，影响良知建立的爱、同情、温柔或其他任何较为正面的情感都没有存在的空间。

正如我们在乔和锐步的案例中所看到的，良知是一种建立在我们对其他生命情感依附基础上的义务感，这种依附表现在情感的各个方面，尤其是爱、同情以及温存。事实上，存在于一些人身上的第七感主要是建立在爱和同情之上。几百年来，我们对良知的认识在不断进步，从信仰一个由上帝指引的synderesis，到相信一个会执行惩罚的、父母一般的"超我"，再到理解良知深深根植于我们关心别人的能力之中。第二次进步，即从脑海中的审判到内心的命令，让我们对人性的看法不再那么玩世不恭，而是存有更多的希望，同时让我们认识到，个体需要承担更多责任，有时甚至是更多的痛苦。

为了说明这一点，我们不妨想象一组不大可能发生的离奇情景：一天晚上你举止若狂，偷偷溜进了一位特别可爱的邻居家，无缘无故杀死了她的猫。而在清晨来临之前你恢复了理智，意识到了自己的所作所为。那么，此时你会做何感想？你躲在客厅的窗帘后面，偷偷地看着你的邻居走到门前的台阶上，发现了她的猫。她蹲下来，抱起那只已经没有生命迹象的宠物哭了很久。

你最先想到的是什么？你的脑海里是否有个声音在惊声尖叫："你不可以杀人！你会因此坐牢的！"——从而提醒你去考虑自己所要面对的后果吗？或者，你会因为杀死了一只动物并让你的邻居悲伤痛哭而感到内心不安吗？最初看到悲痛欲绝的邻居时，你最有可能出现什么样的反应？这个问题可以判别出你是怎样的一个人。你的答案或许决定了你接下来会采取什么行动，而且能够判断你是仅仅被"超我"的尖叫声左右，还是受到了纯粹的良知的影响。

同样的问题也可以拿来问乔。乔之所以决定放弃开会是因为童年时父亲灌输给他的下意识里对于养狗的恐惧，还是因为他想到锐步的处境时就会痛苦万分？是什么让乔做出了如此抉择？是纯粹的"超我"还是彻底成型的良知？如果是良知的话，那么乔决定不参加已经安排好的工作会议，在一定程度上说明了一个事实：良知并不总代表遵守规范，这或许有些讽刺。良知把人（有时候是动物）置于行为准则和制度期望之上。被强烈的情感强化的良知就像是胶水，它把我们凝聚在一起，而且黏得比胶水还紧。良知比法律更珍视人道主义理想，如果事情到了危急关头，良知甚至不惜让自己去坐牢，而"超我"绝不会这么做。

一个严格意义上的"超我"会这样斥责我们："你怎么这么调皮"或"你还不够资格饲养宠物"。一个强大的良知则会坚持说，"不管发生什么事情，你都必须照顾他（或她、它、他们）"。

建立在恐惧之上的"超我"会躲在黑色帘幕后面指责我们的错误，并且绞扭着它的双手。良知则会推动我们去关心别人，自发做出或大或小的善举。建立在情感依附上的良知会让一个年轻母亲放弃购买她钟爱的指甲油，而是把钱拿去给宝宝买一小罐奶油豌豆泥。良知会保护亲密关系的特权，让朋友们信守承诺，阻止气急败坏的夫妻恶言相向；良知会让精疲力竭的医生凌晨三点起床接听一个心怀恐惧的患者打来的电话；良知会在生命受到威胁的时候，挺身而出揭发恶行；良知会号召人们进行反战游行。是良知让人权工作者甘愿冒着生命的危险工作。如果良知与非凡的道德勇气同在，它所成就的便是特蕾莎修女、甘地、曼德拉这样的人。

纯粹的良知用各种方式改变着世界。它根植于情感联系之中，它会传授和平理念，反对仇恨，拯救儿童；它让我们的婚姻得以维系，让河流清澈，让宠物得到善待，让回应充满温情；它提高了个人的生活质量，提升了人类的整体尊严。良知真实而有力，如果我们破坏邻居的生活，它就会让我们如坐针毡。

我们即将看到的问题是，并非每个人都有良知。事实上，这个世界上有 4% 的人缺乏良知。我们现在就来讨论这样一种人，一个没有良知的人，看看他到底是什么样子。

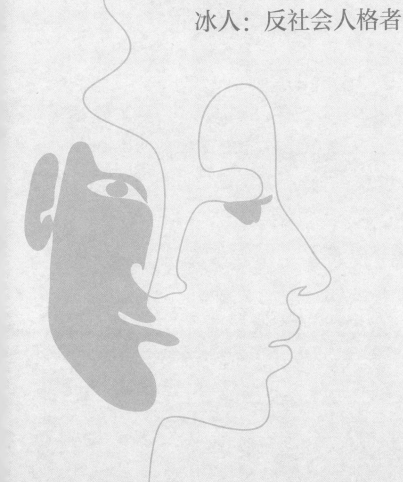

冰人：反社会人格者

良知是我们的灵魂之窗，邪恶则是窗帘。

　　　　　　——英国著名诗人道格·霍顿

斯基普的父母在弗吉尼亚州的山间拥有一处湖滨别墅。斯基普从 8 岁起，一直到他去马萨诸塞州读高中之前，每年夏天都会和家人一起去那里度假。他总是盼着夏天的到来。虽然在那里其实并没有什么事情可做，但他发明了一项很有趣的活动，所以就算其他时候都很无聊也无所谓。事实上，斯基普冬天上学的时候，要是碰到哪个笨蛋老师在课上唠唠叨叨，他就会开始神游，回想自己在温暖的弗吉尼亚湖边自娱自乐的情景，甚至会开心得笑出声来。

斯基普自幼天资聪颖、帅气逼人，他的父母、父母的朋友甚至他的老师都一再提到这一点。也正是因为如此，他们都无法理解为何斯基普的成绩如此平庸，以及为什么他到了恋爱的年龄却对跟女孩子出去约会没多大兴趣。他们不知道的是，斯基普从 11 岁起就开始跟很多女孩子约会了，但约会方式并不像他的父母和老师所想的那样。通常总有一些比斯基普年长的女孩，会倾倒在他的甜言蜜语与迷人微笑之下。女孩们通常会偷偷地把斯基普带进闺房，但有时他们只是到游乐园里找个隐秘的角落，或者躲到垒球场的露天看台底下。说到学习成绩，斯基普确实天资过人，他本可以门门拿 A+ 的，但是拿 C 可以完全不用功，所以他就总是拿 C。时不时拿个 B 还会让他很高兴，因为他从来不读书。老师都很喜欢斯基普，跟那些女孩子一样，老师们也无法抗拒他的笑容与恭维。大家都认为小斯基普一定会进入一所好的高中，然后考上一所好大学，即便他的成绩很一般。

斯基普的父母很有钱，用其他小朋友的话讲，他们家"富得流油"。他大概 12 岁时就有好几次坐在卧室里父母给他买的古式翻盖书桌前，对着自己从爸爸书房偷来的几张财务记录，计算在他爸妈死后自己能分到多少钱。那些财务记录读起来如天书一般，而且也不完整，不过即使计算不出准确的数目，斯基普也很清楚有朝一日自己将变得非常有钱。

尽管如此，斯基普还是有个小烦恼，例如大多数时间他都觉得无聊得要命。就算跟女孩子玩、捉弄老师或是想着那些钱来消遣自己，也顶多让他兴奋半个钟头。盘算家里的财富不失为一个很好的消遣，但毕竟他还小，这些钱还不属于他。目前只有一件事情能够让斯基普摆脱无聊，也就是只能在弗吉尼亚享受到的那种乐趣。在弗吉尼亚的假期是一段非常美好的时光。斯基普 8 岁那年第一次去度假，他在那里用剪刀把青蛙直接戳死，并且还希望想出什么别的招数来杀死青蛙。他发现自己可以用从小渔屋里找到的渔网捕青蛙，在泥泞的湖床上一撒网，很快就能捕到青蛙。他会把抓住的青蛙翻过身，杀死它们。最后他会把这些青蛙的尸体远远地扔进湖里，一边对着死青蛙大喊："真可怜啊！你这只令人作呕的丑蛤蟆！"

湖里的青蛙实在太多了，斯基普每次都会杀上好几个小时，但看上去还是有成千上万只青蛙等着他明天再来杀。但在第一年暑假结束时，斯基普已经厌倦了杀青蛙，他决定寻找更好玩的方法：要是能把这些肥嘟嘟的小家伙炸掉一定会很爽！于是他制订了一个完美的计划。斯基普在老家结识了好几个比自己年龄大的男孩，其中有个叫蒂姆的男孩每年4月放春假都会和家人一起去南卡罗来纳州旅行。斯基普听说南卡罗来纳州有卖鞭炮的，而且很容易就能买到。他只要稍微给蒂姆一点甜头，就能让他帮自己买到鞭炮，藏在旅行箱底偷偷带回来就行。蒂姆本来不敢这么做，但只要斯基普给他打打气，再加上足够的好处费，他就会铤而走险。等到第二年夏天斯基普再去杀青蛙的时候，他用的就不再是剪刀，而是鞭炮了！

在屋子里找点钱并非难事，计划进行得异常顺利。次年4月，斯基普已经弄到了300美元，其中200美元是用来买一包叫"星条旗"的鞭炮，他以前在一本枪支杂志上看过介绍，另外100美元用来打点蒂姆。斯基普最后拿到这包鞭炮的时候，觉得这种鞭炮简直棒极了。他之所以选择"星条旗"这个牌子，是因为里面有相当多小炮。鞭炮包里还有很多"罗马焰火"，一些很细的红色小炮，以及一串2.5厘米大小名为"巫师"的鞭炮，还有斯基普最中意的一些5厘米长的小炮，装在一个贴着"致命毁灭"标签的盒子里。

第二年夏天，斯基普把这些鞭炮一个一个塞进了捉来的青蛙的嘴里，点燃引线后把青蛙扔向湖面上空。有时候他也会把青蛙丢到地上，然后跑到远处欣赏青蛙在地面炸碎的景象。场面实在是太壮观了，有时候还伴着巨响和缤纷多彩的烟花。如此精彩的杰作让斯基普很快萌生出对观众的渴望。一天下午，他怂恿年仅 6 岁的妹妹克莱尔跟他去湖边，叫她帮忙捉一只青蛙，接着他就在妹妹眼前表演一场空中爆炸秀。克莱尔歇斯底里地尖叫，拼命地跑回了家。

斯基普家那栋豪华的度假别墅离湖边只有七八百米，中间隔着一排三四十米高的铁杉树，还不至于远到他的父母听不见爆炸声，他们猜测斯基普一定是在湖边放鞭炮玩。不过他们早已意识到斯基普并不是个容易管控的孩子，对他进行管教时需要格外审慎，而放鞭炮并不是斯基普的父母打算干涉的问题，即使 6 岁的克莱尔跑回家告诉妈妈说哥哥正在炸青蛙，他们也无动于衷。斯基普的妈妈把书房里录音机的声音开到了最大，克莱尔则设法把自己的猫咪艾米莉藏好。

超级斯基普

斯基普就是一位反社会人格者。他没有良知，没有基于对他人情感依附的义务感。而他日后的人生（稍后我们会谈到）为我们提供了一个范例，让我们可以了解一个没有良知的高智商成年人到底是个什么样子。

正如我们难以想象如果自己毫无良知的话会是一种什么样

的体验，所以你也很难凭借想象构建出这类人的准确形象。这类人毫无道德之心，而且对他人漠不关心，那他最后的下场是被孤立在社会的边缘吗？他一直在威胁他人，怒骂他人，做出种种虚假浮夸的表演，这些都是因为他缺少最基本的人性——良知吗？人们可以很容易地想象出斯基普长大之后变成一个杀人凶手。他最终或许会为了钱杀死父母，或许自杀而死，或许被关进一家戒备森严的监狱。这些事情听上去都很有可能发生，但实际上却没有。斯基普依然活得好好的，他从来就没杀过任何人，至少没有直接动手，而且他到目前为止还没有进过任何一所监狱。相反，他在继承父母的财富之前，就已经飞黄腾达、事业有成了。如果你在餐厅或街头遇见他，你看到的很有可能是一位整洁得体、一身高档商务西装的中年男子。

这怎么可能呢？他恢复成正常人了吗？他改过自新了吗？都没有。事实上，他变得更加糟糕了。他变成了超级斯基普。

斯基普靠着他还说得过去的成绩、非凡的魅力以及家族的影响力，果真进入了马萨诸塞州那所很棒的寄宿学校。他的家人如释重负，一方面是因为那所学校接收了他，一方面是因为斯基普的离开可以相对减少他对家人生活的影响。斯基普的老师仍然觉得他很有魅力，但他的母亲和妹妹都明白斯基普很爱操纵人，都觉得他有些可怕。克莱尔有时候会说"斯基普的眼神很诡异"，母亲此时便会给她一个悲伤无奈的眼色，仿佛在说"我不想谈这件事"。绝大多数人外人看到的只是斯基普那张英俊的面孔罢了。

到了上大学的时候，斯基普父亲的母校（也是他祖父的母校）接受了他的申请，作为派对明星和少女杀手，他一跃成为学校里的风云人物。在以拿惯了的平均为 C 的成绩大学毕业后，斯基普进入到一所没有什么名气的研究院读 MBA，他选择读 MBA 是因为他盘算着自己能够轻松掌控商业世界，而且还能用与生俱来的本领娱乐自己。斯基普的成绩并没有起色，但他魅惑别人让别人按照自己的意愿行事的终生技能却有了不少的长进。

斯基普 26 岁时加入了 Arika 公司，这家公司生产开采金属矿石所用的爆破、钻孔和运载设备。斯基普在所有关键时刻都会展露他那湛蓝的双眸以及令人目眩神迷的微笑，在他的新老板们看来，斯基普在激励销售代表、影响人脉的方面有着魔力一般的天赋。对斯基普而言，他发现操纵受过教育的成年人并不比小时候怂恿蒂姆去南卡罗来纳州替自己买鞭炮难多少。当然，他撒起谎来也是越来越从容，如同呼吸一样自然而又简单。更棒的是，受长期无聊困扰的斯基普非常享受快进快出的冒险所带来的压力感，而且他更乐于冒一些没人敢冒的大风险。进入这家公司未满三年，斯基普就已经去过智利勘探铜矿，也去过南非勘探金矿了，他的成绩让 Arika 公司最终成为全球第三大矿井与露天矿坑采矿设备供应商。Arika 公司的创始人（斯基普私下里认为他是个笨蛋）非常赏识斯基普，所以送给斯基普一辆全新的法拉利 GTB 作为"企业的赠礼"。

斯基普在 30 岁时迎娶了朱丽叶。朱丽叶年仅 23 岁，外形甜美可人、说话温柔，是一个靠石油勘探起家的著名亿万富翁的掌上明珠。斯基普确定朱丽叶的父亲会把他视作一个出类拔萃、雄心勃勃的年轻人，老头这辈子也没有这样一个儿子。斯基普则把这位亿万身家的岳父当作一张万能通行证。而且，更准确地讲，斯基普会把她的那位刚过门的妻子朱丽叶视为一个甜美可爱而又内敛的淑女，她会全然接受自己作为妻子和公关秘书的角色，而且还会假装不知道斯基普一贯的德行：不仅缺乏责任心，还到处拈花惹草。陪在斯基普身边，朱丽叶会引人注目并受人尊敬，而且她还会继续保持沉默。

婚礼前一周，斯基普的母亲（现在对朱丽叶已经比对自己的儿子还要亲）心力交瘁地质问儿子："这桩婚事……你真的要毁掉她的人生吗？"斯基普像从前一样，一开始并没有把母亲的话当回事。但接着他好像突然发现了有意思的事情，于是咧嘴大笑回应母亲的不满："咱俩都很清楚，她将永远蒙在鼓里。"这番话起初让斯基普的母亲困惑了一阵，但她随后被儿子的无情吓得浑身发抖。

斯基普结了婚，也有了一定的社会地位，而且每年还给Arika公司带来近8000万美元的业绩，他在36岁生日之前就当上了该公司国际部的总裁，并且成为公司董事会的一员。此时，斯基普和朱丽叶已经育有两个女儿，重视家庭的好男人的公众形象就此伪装完成。他为公司做出商业贡献的同时，也让公司付出了一定代价，但没有什么代价是不能用成本效益核算的方式来处理解决的。员工们会抱怨斯基普"侮辱人"或是"很歹毒"，有个女秘书声称斯基普强迫她坐在他的大腿上，而在她反抗的时候却被斯基普折断了手臂，于是将 Arika 公司告上法庭。这个官司最后是庭外和解的，公司付给这位女员工 5 万美元作为封口费。5 万美元对于公司来说简直就是九牛一毛。他可是"超级斯基普"，老板很明白维护他所花的这笔钱非常值。

斯基普后来在私底下是这样评价此事的："她是个神经病，是她自己把手臂弄断的。她想跟我搏斗，真是个没脑子的臭女人。你说她到底凭什么告我？"

在那位女秘书事件之后，斯基普又遭到了几次性侵指控，但他对公司实在太有价值了，所以每次公司都会出面替他把事情摆平，无非是再开几张支票而已。许多年以后，斯基普得到了超过 100 万股的 Arika 股份，成为公司第二大个人股东，仅次于该公司创始人。在 2001 年，51 岁的斯基普成为 Arika 公司的首席执行官。

斯基普最近惹了一些有点不太好解决的麻烦，但以他惯常的狂妄自大，斯基普还是相信自己可以全身而退，但他或许有点过于自信了。2003 年，美国证券交易委员会指控斯基普犯有欺诈罪。斯基普当然对此予以否认，目前该案正在等待证监会的调查结果。

一场游戏

斯基普并没有被遗弃在社会的边缘，他也没有信口开河，当然也（还）没有进牢房。事实上，他非常富有，在很多圈子都很受尊敬，或者至少是那种巧妙伪装成尊敬的畏惧。那么，这一切到底有什么问题？或者我们应该这样问：最严重的问题出在哪儿？虽然斯基普很成功，可他的人生却是一场悲剧，他也给许多人的生活制造了悲剧，他最主要的缺陷是什么？答案就是：斯基普对其他人没有情感依附，一点都没有。他就像一块寒冰。

斯基普的母亲老是被他无视，有时还会被他捉弄；他的妹妹老是被他欺负；其他女人则只是他发泄性欲的牺牲品而已。斯基普从小盼着父亲为他做的唯一一件事就是死掉，然后把财产分给他。他的员工跟他的朋友一样，都是被他用来操纵和利用的工具。他的妻子甚至孩子都是用来展示给外界、替他撑场面的幌子。斯基普聪明绝顶，在生意场上手腕高超。但到目前为止，斯基普最厉害的本事就是能够把差不多所有人都蒙在鼓里，以此来隐藏自己空虚的心灵，并且还能迫使少数几个知道真相的人保持沉默。

我们绝大多数人往往都有一种以貌取人的非理性，而斯基普的外表看起来永远是那么得体。他懂得如何微笑，他非常迷人。我们不难想象，当老板送他一辆法拉利时，他表面上会对老板露出一副阿谀奉承的样子，而同时心里又在嘲笑老板是个蠢货，因为他内心里根本不会对任何人怀有感激之情。他拥有精湛的说谎技巧，并且说谎成性，他说谎时没有一丝罪恶感，因此不会在肢体和面部表情上露出破绽。他会利用自己的性感魅力操纵别人，而且通过扮演受人尊敬且几乎难以被人戳穿的角色，例如企业巨星、女婿、丈夫、父亲来掩藏自己空虚的情感。

如果斯基普的魅力、美色以及演技都失灵的话，他就会使出必杀技——恐吓。他的冷血会让人产生深度的恐惧。罗伯特·黑尔写道："很多人都很难应付精神病态者强烈的、不带感情的或'掠食性动物'般的凝视。"对于斯基普生活中的那些比较敏感的人来说，斯基普就像是一位不带感情的猎人，他那湛蓝的双眸（在他妹妹看来是有些"诡异"的眼神）正在盯着心理层面上的猎物。如果真是如此，那么这些人被他盯着的结果很可能就是保持缄默了。

即使你认识他，明白他的内心世界，并且了解他的一贯伎俩，你又能怎样指认他？你会向谁诉说，说些什么？"他是个骗子"？"他是个疯子"？"他在办公室强暴了我"？"他的眼神令人毛骨悚然"？"他曾经杀死过很多青蛙"？这可是一位身着阿玛尼西装的社区领袖，朱丽叶深爱的丈夫，两个孩子的父亲。看在上帝的份上，这个男人可是 Arika 公司的首席执行官啊！而你竟然对他做这些指控，你有什么证据？到底谁才像疯子，是首席执行官斯基普，还是控告他的人？斯基普的无懈可击可是公认的，而且很多人都因为各种理由需要保住斯基普，其中不乏一些有钱有势的人，他们会在乎你的话吗？

从斯基普的无懈可击以及其他很多方面都能看出，他是一个典型的反社会人格者。用美国精神医学学会的语言来讲，他"对刺激的需求多过常人"，[1]所以他经常会冒很大的风险，并且也会毫无罪恶感地引诱他人一起加入冒险行列；他童年时代就展现出了"行为问题"，但由于父母动用了社会关系特权，而没有让其记录在案；他爱欺骗和操纵别人；当他和那位被他弄断手臂的女员工，以及其他一些连遭遇都不为人知的女性在一起时，可能会突然变得暴力起来，而且"毫不顾及他人安危"。或许斯基普唯一没有表现出来的经典"症状"就是药物滥用，他做过最接近这一点的事情只是在晚餐后喝太多的威士忌，否则，他反社会人格的图景就完整了。他对跟别人建立亲密关系其实并没兴趣，他一贯不负责任，而且从无悔意。

那么，在斯基普的内心世界，这些事情到底是如何发展和变化的？他背后的驱动力是什么？斯基普想要的到底是什么？

我们绝大多数人都是靠其他人来激励自己，让自己拥有欲望。我们的希望与梦想的驱动力是人，跟我们住在一起的人、离我们很远的人、我们心爱的已经过世的人、赖在身边的讨厌鬼、让我们触景生情的地方，甚至还有我们的宠物。他们占据着我们的心田，充斥在我们的脑海中。甚至我们身边那些最内向的人也是由他自己的人际关系决定的，我们被他人给我们造成的反应、感受、厌恶和喜爱所占据。情感欺骗、浪漫爱情、抚养、抛弃以及破镜重圆，这些几乎构成了所有文学作品和歌词中的桥段。我们绝对是由社会关系构成的生物，从我们的灵长类祖先开始就是如此。动物行为学家珍妮·古道尔说，她在尼日利亚城市贡贝观察到的黑猩猩"有一整套用于维持或重塑社会和谐的行为……离别之后它们会以拥抱、亲吻、轻轻拍手和握手的方式迎接归来的一方……它们会聚在一起花很长时间悠闲地帮彼此梳理毛发，这也是一种社交行为。[2] 它们会分享食物，关心伤病成员"。所以，要是我们跟他人之间缺少了原始的依附关系，我们会变成什么样子？

很显然，我们会变成玩游戏的人，变成一盘巨型象棋比赛的玩家，而我们的同胞则是棋子，因为这就是反社会人格行为和欲望的本质。斯基普唯一想要的东西，也是唯一剩下的东西，就是赢。

斯基普不会花任何工夫去爱一个人，他没有爱的能力；他从不担心朋友和家人是否生病或遇到困难，因为他根本就不会关心别人；他从来不把别人放在心上，因此他并不乐于向父母或妻子分享他在商界取得的许多成功；他想跟谁共进晚餐就能跟谁共进晚餐，但他不会跟任何人分享那一刻。他的孩子出生时，他既没有惶恐不安，也没有欣喜若狂。无论跟自己的孩子待在一起，还是见证他们成长，都不会给斯基普带来一丝真正的喜悦。

但有一件事是斯基普会做的，而且做得几乎比任何人都要好，那就是他很会赢。他能支配别人，能够让别人屈从自己的意志。在他小时候，当他决定青蛙该死时，青蛙就会被他弄死。当他想要妹妹惊声尖叫时，就能让妹妹惊声尖叫。而现在，他正在进行一场规模更大、更精彩的游戏。在一个人人为养家糊口而辛苦工作的世界，斯基普在30岁之前就利用别人赚了大钱。他可以愚弄那些受过良好教育的员工和亿万身家的岳父。他可以把那些原本精于世故的人吓得心惊肉跳，然后躲在他们背后看笑话。他能够左右企业在国际竞争中的重大财务决策，可以把大多数这类协议转化为他的个人利益，而且不会有人提出抗议。或者，如果有人胆敢抱怨，他只要用一两句犀利的言语就能把那个人呛得很难堪。他可以恐吓人，攻击人，可以把别人的胳膊弄断，可以毁掉别人的事业，而那些有钱的同事会竭尽全力，确保他不会像普通人一样受到惩罚。他认为自己能够搞定任何想要得到的女人，而且能够操纵他遇到的任何人，包括最近美国证券交易委员会的每一位成员。

他就是超级斯基普。在他看来，只有策略和报酬才是让他感到刺激的东西，他这一辈子都是在想办法把游戏玩得更绝。对斯基普而言，游戏便是一切，但他是不会说破这一点的，因为他非常精明。他觉得我们其余的人都很天真、很愚蠢，因为我们不会采用他的方式来玩游戏。这正是没有情感依附、缺乏良知的人心中的想法。生命在他眼中沦为一场竞赛，其他人似乎都是被移动、充当挡箭牌或者用完便弃掉的棋子。

当然，很少有人能够在智商或外表上跟斯基普相提并论。根据定义，包括反社会人格者在内的绝大多数人的智商和外表都很一般，而普通反社会人格者所玩的游戏完全无法跟超级斯基普的那种跨国竞争相提并论。很多当代的心理学家（包括我）都还记得，我们是在20世纪70年代上大学的时候，从一部教育电影中第一次学到了什么是精神病态。记得影片里有个可怜的家伙叫"邮票男"，因为他这一辈子都在实施一个不太可能实现的、从美国邮局偷邮票的计划。他对集邮没有兴趣，也不是为了偷来卖钱。他唯一的企图就是在晚上闯进邮局偷邮票，然后找一处离那个邮局不太远的地方，待在那里等着观察第二天清早第一批来上班的员工们惊慌失措的样子，以及随后警察紧急抵达的场面。这个人骨瘦如柴，脸色苍白，长得像只老鼠，他在影片里接受采访的时候一点都不露怯。邮票男的智商顶多算是一般水平，他永远都玩不了斯基普那种需要高超的策略而且对手都是亿万富翁的大型跨国游戏，但从心理学的角度来看，他玩的那种如此简单的偷邮票游戏，其实跟斯基普的游戏有着惊人的相似性。

与斯基普不同的是，邮票男的计划很粗糙，而且容易被人识破，也正是因为如此，他总是被发现，总是被逮捕。他出庭和入狱无数次，而这就是他的生活方式：抢劫、观赏、入狱、出狱、再次抢劫。但他对此毫不在乎，因为他觉得自己的阴谋最终造成的后果跟自己没关系。从他的角度看，最重要的事情是进行这场游戏，并且每次可以花上至少一个小时左右观察自己取得的成果，证明自己确实可以把人们吓得心惊胆战。在邮票男看来，能够把人们吓得心惊胆战就意味着他赢了，邮票男以自己的方式生动地展现出一个反社会人格者真正想要的东西是什么，一点都不逊于故事丰富的斯基普。反社会人格者想要的是控制他人，也就是要赢，这比其他任何成就（或其他任何人）都更令他们着迷。

控制他人的终极形式也许是夺走那个人的生命，当我们想到反社会人格障碍的反常行为时，很多人最先映入脑海的就是精神病杀人狂或冷酷的连环杀手。除了具有反社会人格的国家领袖（他们能左右整个国家的发展进程，制造种族灭绝的大屠杀，发起不必要的战争）之外，在缺乏良知的人中，精神病态杀人狂无疑是最骇人听闻的范例，虽然是最骇人听闻，但并非最为常见。反社会人格杀人狂臭名昭著，我们在报纸上读到过他们的消息，在电视上看到过他们的新闻，在电影中见过他们的荧幕形象，一想到这些杀人不眨眼且从来不会忏悔的反社会人格怪物正躲在我们中间，我们心里就会打怵。但与这种流行的看法相反的是，绝大多数反社会人格者都不是杀人凶手，至少他们不会亲手杀人。我们从统计数据上就能印证这一点。大约 25 个人当中就有 1 个反社会人格者，但真是谢天谢地，除了在监狱、帮派里或是在受贫困、战乱摧残的地区，人群中出现杀人犯的概率可以说是非常之低。

如果一个人兼具反社会人格和嗜血狂魔的特质，那他将是一个非同一般的可怕人物，而结果将是一场戏剧般的，甚至是电影中才会出现的噩梦。但绝大多数反社会人格者都不是杀戮狂或连环杀手，他们不是泰德·邦迪这样的恶魔。相反，他们大都只是跟我们一样的普通人，在很长的时间内都不会被认出来。大多数没有良知的人都比较像斯基普或邮票男，比如拿孩子当工具的母亲、故意打击脆弱无助病人的临床医师、勾引并操纵恋爱对象的情圣、把你的银行账户洗劫一空后消失得无影无踪的商业伙伴、很会利用别人并对此矢口否认的迷人"朋友"。反社会人格者谋划出的控制他人的方法，也就是那些为了确保"赢"的诡计，可以说五花八门，只有很少一部分涉及肢体暴力。毕竟，暴力过于惹眼，除非是用在毫无招架之力的儿童或者动物身上，不然很容易成被逮到而变成罪犯。

尽管残暴的杀人狂出现时的确令人毛骨悚然，但他们无论如何也算不上是良知缺失最有可能导致的结果。更确切地说，"游戏"才是主因。游戏的奖励从统治世界到一顿免费的午餐不等，但他们玩的永远都是一成不变的游戏：控制别人、让别人心惊胆战、"赢"。很明显，如果没有了情感依附或良知，人际意义中就只剩下了这样的"输赢"。一旦人际关系变得一文不值，杀人有时便成了维护自己支配地位的手段。但在更多时候，通过捕杀青蛙、在征服异性的事情上大获全胜，引诱和利用朋友，去智利开采铜矿或者偷邮票来让别人手忙脚乱这些方式，就能达到支配的目的。

反社会人格者知道自己具有反社会人格吗

反社会人格者了解他们自己吗？他们对自己的本性有所洞察吗？或者，他们把这本书从头读到尾，也还是无法从中看到自己的影子吗？我在工作中经常会被问及这类问题，尤其是被那些因为跟反社会人格者起冲突而致使自己的生活偏离正轨的人，当他们意识到那些人就是反社会人格者的时候，已经太晚了。我不十分清楚为什么"反社会人格者对自身本性是否了解"这件事会被看得如此重要，我猜或许是因为我们觉得，如果一个人毫无良知地过活此生，那他至少应该承认这个事实才行吧。我们觉得，如果一个人很坏，他就应该背负起这个沉重的事实。如果一个人在我们看来是邪恶的，可他却认为自己人品不错，我们就会觉得这简直没有天理。

然而，实际情况恰恰就是这样。绝大多数情况下，被我们评定为邪恶的人往往都不会觉得自己的生存方式有任何问题。反社会人格者臭名昭著之处就在于他们拒绝为自己所做的决策或决策产生的后果负责。事实上，拒绝把自己的恶行导致的结果视为跟自己有关的行为，用美国精神医学学会的语言来说就是"一贯不负责任"，这就是反社会人格诊断的依据所在。斯基普的人格中就展现出了这一面，他曾辩称那个女员工的手臂骨折是她自己弄断的，因为她没有爽快地屈从于斯基普。没有良知的人经常会说的一句令人叹为观止的瞎话是"我没做错任何事情"，这类例子数不胜数。最有名的一例要数芝加哥禁酒时期的黑帮老大阿尔·卡彭的一段话："我明天就要启程去佛罗里达州的圣彼德斯堡，让芝加哥尊贵的市民可以尽情品尝美酒佳酿。我已经厌倦了这份工作，这是一份没人感激、充满悲伤的工作。我把一生最好的时光都花在了为民众谋福利的事业上。"其他的反社会人格者不会花工夫杜撰这种迂回的说理，或者说他们地位还不够，没人会去听信他们的强盗逻辑。相反，当他们面对明显是自己闯出来的祸时，只会轻描淡写地来一句"不是我干的"，从外表完全看不出他们不相信自己的谎话。反社会人格者的这个特征使他们根本无法自我反省，正因为他们跟其他人都谈不上有什么真正的交情，他们最终只剩下非常微薄的关系，也就是自己跟自己的关系。

如果说有什么事情是反社会人格者相信的，那就是相信自己的生存方式优于我们。反社会人格者总会谈论别人的天真和在他们看来荒谬的良心不安，或者谈论自己的好奇心，好奇为什么那么多人都不愿意操纵别人，哪怕是为了实现自己的野心。或者，他们会建立一套天下乌鸦一般黑的理论：人们都像他们一样寡廉鲜耻，只不过有些人会假装自己有一种叫作"良知"的虚构之物。从后面这个论点来看，反社会人格者会认为，只有他们自己才是这个世界上坦率诚实的人。他们在这个弄虚作假的社会里"真实地"做人。

尽管如此，我还是认为在他们意识之外的某处，有一个微弱的内在声音在低声私语：有个东西不见了，一个别人都有的东西不见了。我这么说的原因在于，我曾经听反社会人格者说过他们感到"空虚"，甚至感到"空洞"。还有就是因为，反社会人格者嫉妒的，而且作为游戏的一部分他们想要破坏的，通常是一个有良知的人性格结构里的某种东西，而且鲜明的个性通常特别容易成为反社会人格者攻击的目标。此外，最重要的一个原因在于，反社会人格者的目标是人类，而不是地球或物质世界里的任何东西。反社会人格者希望和别人一起玩游戏。他们对于挑战无生命的东西并没多大兴趣。即便是摧毁纽约世贸中心双子塔，也是因为那里面住着人，他们想要这场灾难被人们看到和听到。这个简单而又重要的观察意味着，反社会人格者与其他人存有某种与生俱来的身份认同，跟人类这个物种本身还有某种联系。然而，这种能够让他们产生嫉妒心理的天生的薄弱联系，相对于大多数人对彼此以及对同胞生出的复杂而又丰富强烈的情感而言，便会显得过于肤浅和贫乏。

如果你只有想要"赢"了别人这种冰冷的愿望，你怎样才能明白爱、友情以及关怀的意义？你是不会明白的。你只会继续支配别人，继续否定别人，继续维持优越感。或许有时你会感到有些空虚，有一种模模糊糊的不满足感，但也就仅此而已。如果你全盘否定自己对他人造成的真实影响，那么你怎样才能够了解自己是个什么样的人呢？再说一次，你还是不会了解的。就像超级斯基普，他的镜子只会跟他说谎，而不会映射出他寒冷如冰的灵魂。小时候曾在弗吉尼亚州原本宁静祥和的湖边残害牛蛙的斯基普，到他将死之时都不会明白，他的人生本来可以充满意义，充满温暖。

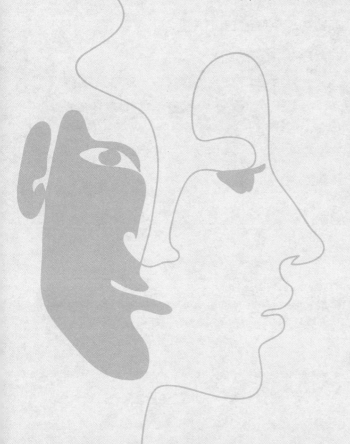

The
Sociopath
Next Door

第 3 章

当良知沉睡时

自由的代价是永恒的警觉。

——美国开国元勋之一、《独立宣言》

起草人托马斯·杰斐逊

良知是意义的缔造者。作为一种根植于我们彼此情感纽带中的约束感，良知会阻止人生堕落为一场企图控制我们人类同胞的漫长而无聊的游戏。良知加诸我们身上的每一种限制，都让我们在某个时刻感受到自己跟别的人或物有着某种联系，良知是我们与通常并无意义的、计划之外的人或物之间的桥梁。考虑到还有一种像斯基普那样冷血的人，我们都衷心期盼自己能够拥有良知。那么问题来了：96%的人都不是反社会人格者，他们的良知曾经发生过变化吗？他们的良知曾经动摇或削弱，甚至泯灭过吗？

真相是，即便对一个正常人来说，他的良知也不会总是维持在同一水平。良知之所以变化无常，一个最简单的原因是它深居在一个不可靠的、由需求驱动的凡胎俗体之内。当我们精疲力竭、生病或受伤的时候，包括良知在内的所有情感功能都有可能临时妥协。

为了说明这一点，我们假定律师乔（也就是锐步的主人）开车回家的路上正在发高烧，烧得头昏脑涨，体温达到39摄氏度。我们马上就能看到，他的常识判断已经有些靠不住了，因为他病成这样，居然还想着赶去公司开会。但他此时的道德感又如何呢？无情的病毒占领了他的肉体，当他想到自己还没给心爱的宠物狗锐步准备食物的时候，接下来会怎么做呢？在这个版本的故事里，乔甚至都没力气把早先计划的事情完成，更不用说像他之前在身体没生病的情况下那样迅速地思考，重新划分事情的优先级，重新引导自己去实施了。乔发着高烧，而且还想呕吐，所以他现在就得权衡一下锐步的痛苦跟他自己的痛苦哪个更为重要。或许乔的良知依然会占据上风，但也可能由于身体因生病变得虚弱，从而失去了对自身信念的完全把控。依照"阻力最小路径"原则，乔很有可能会继续往前开，并咬牙坚持把之前的计划完成。至于锐步，虽然乔没有把它忘得一干二净，但也不得不暂时把它置于情感上的次要地位。

我们其实不愿意用这样的方式看待乔，或是看待我们自己，但这种看法很有趣、很真实：良知带给我们的崇高感，也就是给我们带来情感联系和意义的东西，有时会受到某种与是非对错或我们的道德感毫不相关的因素的显著影响，比如感冒、失眠、车祸或牙痛之类的事情。正常状态下的良知永远都不会消失，但当身体虚弱的时候，良知会沉睡、会走神。

有两件事可以让持续的、清醒的良知在我们眼中变得很英勇：一件是身体受到侵袭，另一件是心理上遭遇巨大的恐惧。如果一个人在重病或重伤的情况下，或者在恐惧之中依然能够忠于他情感依附的对象，我们就会认为这个人勇气可嘉。最经典的例子就是前线士兵，尽管自身负伤，却还会冒着敌人的枪林弹雨奋不顾身地营救战友。我们之所以坚持用"勇气"这个概念来描述这样的行为，是因为我们都承认一个心照不宣的事实：一般只有在巨大的痛苦和恐惧之下，良知的呐喊才会更加掷地有声。如果乔能够带着39度的高烧特地驱车回家照顾锐步，这种行为就会让我们觉得难能可贵。我们不仅会对乔报以感动的微笑，还想要拍拍他的背以表敬佩。

很奇怪的是，另一个会对良知产生影响的身体因素是激素。为了简明地阐述它对良知的损害，我们不妨看看美国领养信息研究中心给出的数据：近期在美国出生的儿童中，有15%～18%的宝宝是妈妈在怀孕时就"不打算要"的。当然我们可以合理地假定，其中的一些怀孕是由于疏忽或意外导致的，但可以确定的是，有成千上万的美国新生儿，仅仅是因为他们父母的良知被生理欲望侵蚀了短短几分钟，现在就只能以"父母不想要的孩子"的身份毫无安全感地活在这个世界上。在谈到性压力时，我们都承认跟生物本能对抗有多困难，因此我们会把"美德"这个至高无上的称号授予那些保住良知的人，我们在40岁时通常要比20岁时更能做到"坐怀不乱"，而只要上了年纪，你就能拥有这种"坐怀不乱的美德"。

良知也会不幸地遭到生物性因素的破坏，这其中就包括各种精神分裂症，这类病症有时会导致一个人在妄想下行动。当一个人的大脑受到这样的损伤，"是那些声音叫我这么做的"就不再是个笑话，而是一个令人毛骨悚然的事实。而对于病情时好时坏的精神病患者来说，他们有可能从疯癫中"清醒过来"，从而发现自己在妄想的摆布下，违背了自己的良知和意志。

值得庆幸的是，我们身体施加给良知的压力相当有限。除了战时以外，在伤势严重的时候又必须做出重要道德决定的情况并不会天天发生，甚至一年也遇不上一次。对绝大多数人来说，被性欲冲昏头脑的情况也同样不会时常发生。无法控制的妄想型精神分裂症更是极为罕见。即便把生物性因素对道德的限制全部加在一起，也不足以促成我们在报纸或电视上随时可见的那些令人匪夷所思的恶行。精神分裂症患者不可能是有组织的恐怖分子；牙痛不会导致仇恨犯罪；没有防护措施的性爱也不会引发战争。

那么，到底是什么因素导致了这些恶行？

道德排他

每年 7 月 4 日的美国独立纪念日，我居住的新英格兰地区滨海小镇都会在海滩上点起三层楼高的庆祝篝火。人们将一片片的干木板用钉子钉在一起，巧妙地堆叠成高塔的形状，在独立纪念日的前几天成为小镇上一道奇特的风景。篝火塔就是这样搭建起来的，需要足够多的木板，木板之间还要留有充足的空间便于空气流通，以便让火焰快速燃烧起来。夜幕降临，篝火升起，义务消防员在一旁待命，万一出了什么状况可以马上拉起水管灭火。全场充满节日气氛，乐队会演奏爱国歌曲，还有卖热狗和思乐冰的摊位以及烟花表演。篝火完全熄灭后，孩子们会回到海滩，而消防员也会很配合气氛，用水管往孩子们身上喷水。

这些便是小镇60年来的传统，但我对巨大的篝火并不是很感兴趣，我只在2002年参加过一次，还是在朋友的怂恿下。当时的场面让我很惊讶，竟然有那么多人聚在这个大西洋海岸线上的偏僻角落，其中一些人是从80千米之外，甚至更远的地方赶来。我挤在人群中，想要寻找一个既可以看得见篝火，又不至于烧到眉毛的合适位置。有人提醒我，一旦篝火旺起来，就会比我想象的要热，而且当时的气温高达32摄氏度。太阳开始下山，就有人开始鼓噪叫喊，要求马上把篝火点起来，当木头终于被点着之后，大家同时嘘出一口气。火焰迅速将篝火塔的木质结构吞噬，就像是一股势不可挡的力量，从沙地到夜空突然蹿出熊熊火光。接着是袭来的超高温热浪，那感觉几近固体，就像一堵令人难以忍受的墙从越来越猛的火焰中翻滚而出，吓得大家一齐往后退。每当我觉得已经退得够远了，就还得再退个50米，接着再退50米，然后还得继续退50米。我的脸被烫得很痛，我从未料到篝火居然可以产生这么惊人的热浪，而这座篝火塔只有三层楼高而已。

一旦人们退到足够远的地方，快乐兴奋之情就又回来了，在这座篝火塔装饰华丽的塔顶被火焰吞噬的那一刻，人群中响起了掌声。塔顶的装饰物是模仿小房子的样子建造的，现在这座小房子好像容纳了一个小型炼狱。这幅景象让我感到一种莫名的危险，而且热浪也让我心情烦躁，我无法跟别人一样分享这种节日的气氛。相反，我竟然不合常情地想到发生在 16～17 世纪的烧死女巫的事件，我一直认为这种事情让人无法理解，虽然此时很热，但我还是打了个冷战。在书里读到这种大到能把人烤死的熊熊烈火是一种体验，和一群兴奋鼓噪的人们一起站在它前面观赏又是另外一番体验。这段凶残的历史并没有离我远去，此刻它正顽固地萦绕在我的心头，让我无法开怀。

我纳闷的是：烧死女巫事件是怎么发生的？这么可怕的噩梦如何演变成了现实？作为心理学家，我还是会一脸茫然地环顾周围的人群。很明显，这些人并不像 1610 年惊慌失措的巴斯克难民那样，疯了似的把信仰魔鬼的人抓来烧死。我们这群新世纪的群众是爱好和平、没有癔症的公民，我们的心里没有由艰难的过往和恶意的迷信留下伤疤。我们这群人不是嗜血狂魔，我们的良知也没有被碾压。我们这里充满了欢笑、和睦，其乐融融。我们吃着热狗，喝着冷饮，庆祝美国独立日。我们不是冷血动物，也不是道德缺失的暴民，我们绝对不会聚在一起帮助一个杀人犯，更不用说围观酷刑了。如果现实发生了奇怪的扭曲，突然出现一个人在这个巨大的火堆里痛苦打滚的景象，我们当中大概只有那一小撮反社会人格者会无动于衷，甚至还能乐在其中。而其余的一些善良的人可能会目瞪口呆，一脸难以置信。有些特别勇敢的人可能会采取干预行动，而绝大多数人则会在恐慌中四散而逃。而一度带给人们欢乐的篝火将会在每个人的脑海里烙下一幅创伤影像，这辈子都挥之不去。

但如果那个被火烧的人是本·拉登呢？如果这个全美公认

的世界最卑劣的恶棍在 2002 年被公开处决，美国人民对此会有什么反应呢？这些普通的、受良知约束的、会去教堂、不使用暴力的人会站在一旁，允许这件事在眼前发生吗？他们是会大声叫好（或至少默然以对），还是会因为看到有人痛苦死去的景象而感到恐怖欲呕？

我站在那群善良的人们中间，突然意识到他们的反应或许不会是毛骨悚然，因为本·拉登在我们眼里根本就不算人。他是本·拉登，借用欧文·斯托布在"恶的本源"（*The Roots of Evil*）一文中的描述，他已经完全被"排除在我们的道德世界之外"。[1] 因此，基于良知做出的干预行为不再适用于他这样的对象，他不是人，他是兽类。不幸的是，把他从人划归到兽类也使他变得更加恐怖。

有时候，那些被我们排除在道德之外的人是罪有应得，恐怖分子就是这类人。其他的例子还有战争犯、人贩子和连环杀人狂。每一个例子都可以（也已经）让我们得出一个经过深思熟虑的论点（先不论对错），即我们不必怜悯这些人。但在大多数例子中，我们往往会在不经考虑也没有意识的情况下把人贬为非人，纵观历史，我们这种贬低人性的倾向到最后常常都会演变为对那些原本无辜之人的敌视。那些曾经被贬为不是人类的、非我族类的名单非常长，具有讽刺意味的是，这份名单所列的族类几乎囊括了我们所有人：黑人、同性恋、美洲原住民、犹太人、外国人、"女巫"、女人、基督徒、巴勒斯坦人、以色列人、穷人、富人、爱尔兰人、英国人、美国人、僧伽罗人、泰米尔人、阿尔巴尼亚人、克罗地亚人、塞尔维亚人、胡图人、图西人、伊拉克人等，不一而足。

而一旦其他的某个群体被我们贬低为畜生，我们就可能对这个群体胡作非为，尤其是在某个权威一声令下的时候。此时良知不再是必需品，因为良知建立在人与人的关系之上，而不是人与畜生的关系之上。我们的良知依然存在，甚至还可能非常严苛，但它只用于我们的同胞、朋友以及孩子，而不是用在"你们"身上。"你们"被排除在我的道德世界之外，而且我可以不受惩罚地，甚至是在我所属群体的鼓励之下，把"你"赶出家门，射杀"你"的家人或者把"你"活活烧死。

我应该说明一下，事实上2002年的国庆篝火晚会并没有发生什么不幸的事情。这些令人毛骨悚然的念头只发生在我的脑海里。火焰烧掉的只是木头。篝火是一道用来欣赏的风景，然后燃尽自身，正如事先所安排的一样。孩子们待在自己的家乡非常安全，他们带着欢笑在沙滩嬉戏，被消防员的水枪喷得湿透了全身。每个人都希望时光静止于聚会时那永恒的安详与太平之中。

皇帝的新装

当良知陷入深度催眠状态，当良知在酷刑、战争或种族灭绝中沉睡，到底是人们的第七感会逐渐醒来，还是没有道德的噩梦会继续进行，关键在于政治领袖以及其他一些大人物此时的抉择。历史经验告诉我们，如果领导人能够以务实的态度和方针处理棘手的问题和群体的不安，而不是寻找其他族群来充当替罪羔羊，就能够帮助我们重拾现实主义的观点来看待"他人"。一段时间后，道德领导力的作用便会显现。但历史还告诉我们，一个没有良知的领袖可以让整个群体的良知继续沉睡，让灾难加倍。这类领袖通过基于恐惧的政治宣传，放大某种具有破坏性的意识形态，让人心惶惶的社会成员把"这群畜生"视为破坏他们乃至人类美好生活的罪魁祸首，让他们相信这场冲突是堪比史诗的善恶之战。一旦这些信念散播开来，用毫无怜悯、丧尽天良的方式和令人胆寒的从容姿态镇压"这群畜生"，就会变成不容置疑的使命。

第二种类型的领袖在历史上的一再出现，引发了一长串令人错愕的问题。为什么人类要像没头脑的答录机一样，一再忍受这种悲剧的发生？为什么我们要继续容忍那些在一己私利或曾经的心理创伤驱使下行动的领袖，把苦难和政治危机煽动成武装冲突和战争？最糟糕的是，为什么我们要让斯基普这样会杀青蛙、会折断别人手臂的人来玩弄、操纵或主宰他人的生活？我们的良心是什么做的？为什么我们不能为自己的真实感受挺身而出？

一种解释是我们出现了精神恍惚，这让我们相信那些垂死的人只是"畜生"。[2] 当然恐惧总是会存在的，而且通常伴随着无助感。看看周围的人群的反应，我们会暗自盘算，"会有那么多人跳出来反对我"，或者"我没听说有人挺身而出抗议这件事",甚至更加听天由命,觉得"世道一贯如此",或者认为"政治就是这样的"。这些感受和看法都可以对我们的道德感进行强有力的消声,但当我们考虑良知被权威禁锢的时候,有件事情甚至比把"他人"客体化更有效、更基本,比无助感更让人感到厌烦和悲惨,而且这件事很明显比恐惧本身更难克服。很简单,那就是我们被设定为服从权威,甚至违背自己良知的模式。

1961~1962年,耶鲁大学心理学教授斯坦利·米尔格拉姆(Stanley Milgram)在美国康涅狄格州的纽黑文设计并用影片记录了一项有史以来最令人震撼的心理实验。³米尔格拉姆设计了一套方法,让人类服从权威的倾向性尽可能直接地与个人良知相对抗。关于他的研究方法,他写道:"在所有道德原则里,几乎可以被所有人接受的原则是:个人不应该把痛苦强加给一个对自己既没有伤害,也不会造成威胁的无助者。这个原则可以作为我们抵抗盲目服从权威的有力武器。"

米尔格拉姆的实验过程残酷而又直白,记录他这项研究的影片40年来激怒了不少人道主义者和很多单纯的大学生。在这项实验里,两个素不相识的男子来到一间心理实验室,参加一项以记忆和学习为目的的实验。参与者会得到4美元奖励,外加50美分车马费。在实验室里,实验的主持人(在影片中是米尔格拉姆本人)向两位被试男子解释该实验研究的是"惩罚行为对学习效果起到的作用"。其中一位男子被指定为"学习者",然后被护送到另一个房间,坐在一张椅子上。全程可以看到被试的胳膊被皮带结结实实地绑在椅子上，"防止他动得太厉害"，然后会把一个电极贴在他的手腕上。他被告知必须学习一列词组，例如蓝色盒子、美好的一天、野鸭子等。每当他犯错的时候，就得接受一次电击。每犯一次错，电击强度都会增大一些。

另一个被试被告知他在这项实验中充当"老师"角色。当这名老师看完学习者被绑在椅子上并被插上电极的全过程之后，便被带到另一个房间，主持人要求他坐在一台叫作"电击发生器"的看起来就会让人产生不祥预感的大型机器前面。这台电击发生器上有 30 个横向排列的开关，上面标有"伏特"数值，从 15 伏开始，以 15 伏特为单位递增，一直到 450 伏。除了数字之外，开关上还贴有说明，范围从"微量电击"到残忍的"危险——剧烈电击"。主持人交给"老师"一列词语，并告之他的任务就是测验另一个房间的学习者。如果学习者答对的话，例如老师念出"蓝色"，学习者回答"盒子"，那么老师就可以接着考下一题。但如果学习者回答错误，老师就必须按下一个开关，给他一次电击。主持人指导老师从最低的电压开始，每错一题，就增加一个单位的电压强度。

坐在另一个房间的学习者实际上是一位训练有素的演员，是主持人的合作者，所以他根本不会受到电击。当然，扮演老师的被试是完全蒙在鼓里的，老师才是真正的实验对象。

在老师开始念出这项"学习测验"的前几道题目之后，麻烦就开始了。因为学习者（米尔格拉姆的合作者）在老师看不到的另一个房间，开始发出很不舒服的声音。在错误惩罚级别达到75伏的时候，学习者只是咕哝了几声；到120伏的时候，学习者向主持人大叫电击太痛苦了；而到150伏的时候，老师看不到的那个学习者已经开始求饶了，要放弃实验了。随着电击越来越强，学习者抗议的声音愈加绝望，到了285伏的时候，他发出十分痛苦的尖叫。耶鲁大学的教授作为实验主持人，身着白大褂站在老师的后头，冷静地用语言敦促坐在电击发生器旁边的老师继续，例如"请继续测验""这项实验要求你不能停手""不管学习者是否喜欢这样，你都必须进行下去直到他学会所有的双字词，所以请你继续。"

米尔格拉姆分别对40名不同的实验对象重复了这个实验过程，这些实验对象都是"日常生活里很有责任感、很正派"的人，其中包括高中教师、邮局公务员、推销员、体力劳动者以及工程师。这40个人的受教育水平参差不齐，从高中没毕业的人到拥有博士学位或各类专业头衔的人。这项实验的目的在于揭示研究对象（在这个实验中是老师）需要经过多久才会因明确的道德使命而违抗米尔格拉姆的权威。仅仅是在权威人物的要求下，他们会对苦苦哀求、撕心裂肺地呐喊的陌生人施以多大的电击？

当我在一个坐满心理学专业学生的演讲厅里播放米尔格拉姆的这部影片时，我要求他们预测这些问题的答案。学生们总是相信良知一定会赢。许多人预测，会有大批的实验对象一发现实验采用了电击手段，便会马上离开。绝大多数学生确信，那些没离开实验室的被试，至少在看到另一个房间的学习者求饶的时候（150伏时），基本上都会起来反对实验主持人，或许还会叫主持人去死。当然，学生也预测到会有少数几个非常变态、有虐待狂倾向的实验对象会继续按电钮，一直按到450伏，即到上面标明"危险——剧烈电击"的那个电钮为止。

然而，实际的情况是：在米尔格拉姆最初的40个实验对象当中，有34个人在确信学习者被绑在了椅子上的情况下，甚至在学习者要求退出实验时，还是会继续电击他们。事实上，这34个实验对象里，有25人（即62.5）从来都没有违背过主持人的要求，任凭另一个房间里的男子苦苦哀求和惊声尖叫，他们还是会继续按动电钮直到按到最后一个（450伏）为止。老师们会冷汗直流、连声抱怨，甚至痛苦到把脑袋埋在双手之中，但他们还是会继续按动电钮。每次放完影片之后，我都会看看表。在坐满生平第一次观看这项实验的学生的演讲厅里，总是会出现至少整整一分钟愕然的静默。

在最初的实验之后，米尔格拉姆对自己的实验设计做了一系列变形调整。例如，在一个新的实验版本中，不再命令实验对象按下电击学习者的开关，只需要他念出测验的词组，电钮则由另一个人来按。在这个版本的实验中，40个人里有37个人（即92.5%）会继续参与实验，一直到"电击发生器"的最强一档为止。那个时候，这项实验研究中担任老师的角色都还只是男性。米尔格拉姆现在打算用40位女性来做实验，并推测女性可能更有同情心。结果发现，除了在顺从主持人的时候，女性表现出比男性更大的压力感之外，她们和男性并没有实质上的差别。其他几所大学采用米尔格拉姆的方法重复了这些实验，很快就对两种性别分别累积了 1000 个案例，而且涵盖了各行各业的人，但实验结果还是如出一辙。

米尔格拉姆的服从性研究重现了那么多相同的结果，他由此得出了一个非常著名的论断："有相当一部分人会按照别人的要求行事，只要他们认为这个命令来自一个合法的权威，就不会去管要求的具体内容是什么，而且他们也不会受到良知的约束。"这个论断曾困扰过也激励过很多研究人性的学生。米尔格拉姆认为，权威之所以能够让一个人的良知沉睡，主要是因为服从权威的人做出了"想法调整"（adjustment of thought），即认为自己不必为自身行为负责。在他的心里，自己不再是一个必须为自身行为负起道德责任的人，他把一切责任与主动权都交给那个外部权威的代理人。这种"想法调整"能够让仁慈的领袖更加容易地建立秩序、进行管理，但同样的心理机制也会无数次迎来自私的、恶意的甚至反社会的"权威"。

当良知划定界限

权威让良知变得迟钝的程度受到我们对权威合法性认识的影响。如果下指令的人被视为低人一等的附庸，或是跟自己平起平坐的人，那么这个"想法调整"或许永远都不会发生。在米尔格拉姆最初的实验中，最后拒绝继续进行实验的少数派当中，有一位 32 岁的工程师，他显然认为身着实验室白大褂的科学家在智力上最多是跟自己平起平坐。这个工程师推开电击发生器旁边的椅子，用气愤的语调对米尔格拉姆说："我是电气工程师，我尝过电击的滋味……我想我可能做得太过分了。"在后续的采访中，米尔格拉姆问他谁该为电击另一个房间的人负责时，他完全没有把责任推给主持实验的人。相反，他回应道："我应该承担全部责任。"他是一位受过高等教育的专业人士，我们必须承认，教育是决定良知是否能够保持警觉的一个因素。但如果认为学识可以直接增进人类的良知，那就大错特错，太自以为是了。教育有时能够加深人们对权威人物合法性的认知，这样一来就不会不加质疑地去服从权威。如果一个人受过教育或掌握知识的话，或许他就能够坚持把自己认定为合法权威。

在米尔格拉姆另一个版本的实验里，他用"普通人"而不是科学家向实验对象发出执行电击的命令。当"普通人"接替身着白大褂的实验室科学家掌管实验的时候，实验对象中服从命令的人数比率从 62.5% 降到了 20%。对权威的包装程度和实验对象的认知水平就算不是决定结果的全部因素，也能明显看出它们已经相当接近全部了。我们当中的一些人可能会违抗一个看起来跟我们差不多的家伙发出的命令，但大多数人都会服从一个看起来更像权威的人。在领袖和专家可以通过电视机魔幻般地来到我们身边的时代，任何人几乎都能被电视包装成位高权重、非同一般的人物，所以这个发现格外受人关注。

除了给人非同一般的感觉，电视上的人物还显得跟我们很亲近，就像在自家的客厅里一样。影响权威压制个人良知的另外一个因素就是下命令的人与自己的距离。当米尔格拉姆改变实验条件，让自己离开房间时，服从命令的人数比例就下降了2/3，降到跟"普通人"主持实验时一样的水平。当权威不在身边时，实验对象常常会通过只按机器上电压不高的开关来"作弊"。

与权威的距离和战争时所需的实实在在的服从性密切相关。一旦开战，个人良知就会跟杀人行为划清相当严格的界限，这让那些认为"人类天生就爱制造战争"的人感到惊讶。良知的这一特征在普通人身上体现得如此顽强，因此军事心理学家必须想办法解决这个问题。例如军事专家现在已经知道，如果要让士兵做出可靠的杀敌行动，就一定得让权威人士亲临部队下达命令才行。否则，战场上的人在接到杀敌命令时通常会敷衍了事，会故意瞄偏或干脆不开枪，以免违背自身良知强大的禁令。

马歇尔准将是二战期间美国在太平洋战区的一位战争史学家，他后来成为欧洲战区的官方御用史学家。他写过很多二战时期的事件，当军事将领现身军营来下达命令时，几乎所有士兵都会服从命令开枪射击，一旦将领离开，射击率便立刻掉到15%～20%。[4] 马歇尔认为，如果士兵在战斗区域没有直接接到射击命令，他们就会有如释重负之感，"但这并不是因为他们意识到自己的处境已经比较安全了，而是因为他们了解到一个欣慰的事实——自己暂时不必被迫杀人了。"

美国前海军陆战队员和伞兵戴夫·格罗斯曼中校在他的著作《战争中的士兵心理》中，回顾了马歇尔的观察报告、美国联邦调查局对20世纪五六十年代执法人员当中不开枪率的研究以及诸多战争（包括美国南北战争、第一次世界大战、第二次世界大战、越南战争、马岛战争）中关于不开火的观察报告。[5]格罗斯曼从这些资料中得出以下结论："历史上绝大多数战士，在他们能够杀敌或应该杀敌的关键时刻会发现自己是一位'拥有良知的异议人士'。"在考察了大量有关一线士兵通常会反抗或偷偷破坏杀敌机会的历史证据之后，格罗斯曼得出一个"新颖而又令人欣慰的关于人性的结论，尽管暴力和战争是打不破的传统，但杀人并不是人类的天性"。为了打破士兵们良知的底线，让他们能够刺下刺刀或扣动扳机去杀一个素不相识的人，军方必须对士兵进行悉心教导、心理制约，而且要安排权威军官亲临战场对他们发号施令。

而且，不断对士兵面对的敌人进行抹黑，有利于助长"道德排他"心理。诚如彼得·沃森在其著作《心中的战争：心理学在军事上的应用与滥用》（*War on the Mind：The Military Uses and Abuses of Psychology*）里所写，"当地习俗的愚蠢之处被拿来嘲笑"，还有"当地名人被抹黑成恶魔"。[6]

不论是在战场上还是战场下，对于正在服役和已经退伍的军人来说，他们参与的战争一定会被描述为善恶之间的重要较量，甚至是一场神圣的战争，这正是冲突各方的权威在历史上每一次重要战争中试图传递的信息。例如，除了越南战争后期爆发出来的道德恶行之外，我们现在很难想起关于越战的任何事情，但在那场战争一开始的时候，美国人一再保证，他们而且只有他们才能拯救越南人民于水深火热之中，以免越南人民未来遭受恐怖和奴役。国家领袖在战时发表的演说（在当代是通过电视广播传送到我们的客厅里的），总是竭力强调绝对必要的军事任务这一主题，这是让杀人变得正当的崇高召唤。而矛盾的是，权威之所以更乐于把这种态度投射于现实，是因为良知重视崇高的召唤，并且对正直一方有着归属感。换句话说，良知是可能被欺骗的，在需要杀死陌生人的时候，通常需要对杀人者的良知进行欺骗。

心理学能够为军方提供一系列技术手段，让不想杀人者杀人，而军方也正在使用这些手段，这真是一个令人沮丧的消息。但在这些坏消息背后还是有一丝希望之光，犹如一颗在黑暗之海中闪耀的钻石。我们开始了解到，人类并不是我们有时候自认为的那种天生的杀人机器。哪怕是在殊死战争的压力之下，我们也常常不会扣动扳机，或者会经常故意射偏目标，因为当良知没有被权威的钟罩消声，我们作为人类的情感联结总会发出强烈的呐喊，良知总会发声，提醒我们一定不要杀人。

因为战争的本质就是杀戮，所以战争是良知和权威之间的终极竞争。我们的第七感要求我们不可以夺人性命，而当权威支配了良知，士兵就会被诱至战场杀人，他很有可能马上就会罹患创伤后应激障碍，下半辈子都会处于痛苦之中，伴随创伤记忆而来的是抑郁、离婚、外物成瘾、溃疡症以及心脏病等。对比之下，有关越战老兵的研究已经表明，没有被逼着杀人的老兵跟那些服役期间没有上过战场的人一样，不大可能表现出创伤后应激障碍的症状。[7]

我们的道德感与权威人物之间的这种极为有害的竞争，自人类社会出现阶级开始就几乎没有停止过。过去 5000 年里，一代代君主、渴望占有土地的贵族、国家或民族领袖都可以命令没有权力的个体上战场厮杀。很明显，这是良知的斗争，就算到了我们的下一代或下下代也不会得到解决。

服从占六分，良知占四分

斯坦利·米尔格拉姆证明了十个人中至少有六个人会苦苦坚持服从现身眼前的权威，他指出，有些人不会服从具有破坏力的权威，但他们心理上也会感到痛苦。不服从命令的人会常常觉得自己跟社会秩序格格不入，或许他们还有一种挥之不去的情感，觉得自己对宣誓效忠的某人或某事不忠。服从具有被动性，只有不服从的人才必须承受。用米尔格拉姆的话来说是"特立独行带来的压力"。如果勇气是任凭痛苦与恐惧都要按照良知行事，那么力量就是让良知保持清醒并且发挥作用的能力，哪怕与权威的要求相悖。

力量是很重要的，因为在捍卫出于良知的各种正义之举的过程中，形势对我们很不利。

为了说明观点，我提出一个刚好由 100 个成年人组成的假想社会，这个群体严格遵从我们已知的统计学分布。它的意思是，在假想社会里的 100 个人当中，有 4 个人是反社会人格者，即他们没有良知。在剩下的 96 个全部都有良知的正派公民里，有 62.5% 的人会毫无异议地服从权威，而这个权威极有可能就是那 4 个比较有攻击性并且爱控制他人的反社会人格者中的一员。然后还剩下 36 个既有良知又有能力承担特立独行压力的人，这些人占了该群体总人数的 1/3 多一点。虽说不是众寡悬殊，但这也不是一个很有利的比重。

　　那些受良知约束的人还将面临另一个似乎有点奇怪的挑战，那就是，绝大多数反社会人格者都像隐形人一样难于辨识。我们现在就转向一个两难困境，看看多琳·利特菲尔德这个值得关注的案例。

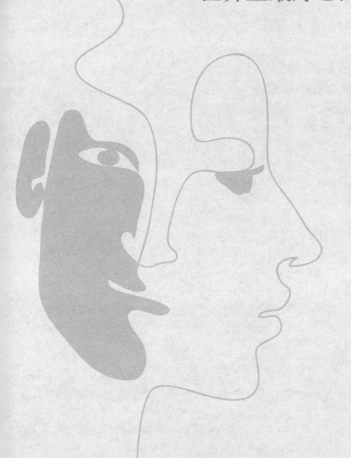

世界上最好心的人

我看到一名狼人正在维克商人餐厅

里喝椰林飘香鸡尾酒。他的毛发真是太

完美了。

　　　　　　　——美国摇滚歌手沃伦·泽冯

多琳瞄了一眼后视镜，心里面第 100 万次希望自己是个美人胚子，那样日子就好过多了。今天早上，后视镜里的她看起来格外漂亮，这全拜化妆所赐。但她知道，如果自己不擅长化妆技术或者面色疲惫的话，那么她就是个朴素的农村姑娘，她似乎更适合去挤牛奶而不是坐在这辆黑色的宝马车里。她只有 34 岁，皮肤看上去依旧很棒，没有皱纹，可能略显苍白。但她的鼻子有点尖，足够惹眼。最让她伤脑筋的是，那一头稻草色的头发，不管怎么打理都干枯卷曲。幸好她身材相当棒。她的视线从后视镜移到了自己浅灰色的丝绸套装上，款式有些保守，但很合她的身形。多琳身材很棒，更棒的是，她知道如何让动作优雅。对于一个姿色平平的女人来说，她有着让人难以置信的魅力。她走过一个房间时，能吸引所有男士的眼球。想到这一点，她的脸上露出微笑，发动了车子。

驾车驶离公寓差不多 1.6 千米之后，她才突然意识到自己忘了喂那只该死的玛尔济斯犬。对了，这只毛发经过华丽打理的笨狗在多琳晚上下班回家之前应该不会饿死。她在一个月前一时冲动买下了这只狗，而现在她无法相信自己当初居然会买下它。当初她觉得出门遛狗的时候自己看起来一定会很优雅，但遛狗这件事后来让她感到很枯燥。等她有时间，一定要把狗安乐死，或者把它卖掉。毕竟这只狗很贵。

在精神专科医院宽阔的停车场里，她把车故意停在了詹娜那辆生了锈的福特 Escort 旁边，轻松营造出某种视觉反差，以提醒詹娜她们两在这个世界上相对悬殊的地位。多琳又瞄了一眼后视镜，然后提着公文包上楼来到病房上面的办公区。她的公文包塞得满满的，以便让人看到自己工作有多努力。穿过候诊区的时候，她对艾薇露出一副"我们是好姐妹"般的笑容。艾薇是该区的秘书兼接待员，衣着邋遢，她见到多琳后马上满面笑容。

"早上好，利特菲尔德医生。我的天啊，你这身衣服真好看！简直太耀眼了！"

"有吗？谢谢你，艾薇。我就知道你总能给我带来好心情。"多琳用一个灿烂的笑容回应，"病人来了就按蜂鸣器通知我好吗？"

多琳走进了自己的办公室。艾薇摇了摇头，对着空无一人的候诊室大声地自言自语："她真是这个世界上最好心的人。"

现在时间尚早，还不到早上 8 点，多琳走到办公室的窗边看着同事们陆续抵达。她看到杰姬·鲁宾斯坦迈着那双修长的美腿自然优雅地朝这栋楼走来。杰姬来自洛杉矶，性格温善而幽默，她那漂亮的橄榄色肌肤总是让人以为她刚刚从一次很棒的假期中归来。杰姬非常优秀，比多琳还要聪明很多，而这也意味着她比其他人都要聪明。多琳心底埋藏着对杰姬的蔑视。事实上，多琳相当憎恨杰姬，要不是知道杀了杰姬自己终究会被抓到，逃脱不了法律的制裁，她一定会杀了杰姬。8年前多琳和杰姬一起在这家医院做博士后，那时她们成了朋友，至少在杰姬眼里她们是朋友。而现在多琳听传闻说杰姬可能会获得"年度最佳导师奖"。她们俩是同龄人，杰姬在34岁的年纪就因为当"导师"而得奖，这怎么可能呢？

杰姬走到草坪，抬头注意到多琳站在办公室窗边，便朝多琳挥挥手。多琳报以小女孩般的微笑，也朝杰姬挥了挥手。

就在这个时候，艾薇按响了蜂鸣器通知多琳今天的第一个病人到了。这个帅气逼人、肩背宽阔的年轻男子叫丹尼斯，不过他看上去有些惶恐不安。用医院的行话来讲，丹尼斯是VIP（非常重要的病人），因为他是一个国家级著名政客的侄子。在这家一流的教学医院里，有很多像丹尼斯一样的VIP、名流、有钱人或有很强家族背景的人。丹尼斯不是多琳的病人，准确地讲，多琳是他的行政负责人，就是说她每周见丹尼斯两次，询问他目前治疗的情况，以便把相关文件处理好，等到合适的时候给他出院许可。多琳已经从工作人员那里听说丹尼斯今天想要商量出院事宜。他觉得自己已经恢复得差不多，应该可以回家了。

把行政工作与心理治疗方面的工作分开是医院的规定。每个病人都配有一名行政负责人和一位心理医生。丹尼斯的心理医生，是一个让他膜拜的人，她就是才华横溢的杰姬·鲁宾斯坦。昨天，杰姬告诉多琳她的病人丹尼斯的病情有了极大改观，她打算在丹尼斯出院后安排他做自己的门诊病人。

现在，丹尼斯正坐在多琳·利特菲尔德办公室的一张低椅上，试着跟多琳进行眼神交流，他心想如果自己能表现出很好的身心状态，就可以被准许出院回家。但他还是没办法正视多琳，他只能把眼神向别处游离。多琳的灰外套还有眼神里的某种东西让丹尼斯感到恐惧。尽管如此，丹尼斯觉得自己还是喜欢她的。她对丹尼斯总是和颜悦色，而且有人告诉过丹尼斯，在所有医生里，利特菲尔德是最关心病人的一位医生。不管怎样，她是这方面的专家。

丹尼斯26岁，多琳坐在办公桌后头望着他，再次惊叹他那完美的脸部轮廓以及充满男子气概的身躯。她在想，丹尼斯最后能继承多少钱。但接着她想起了自己的任务，于是她尝试用母性般的微笑锁住丹尼斯紧张不安的注视。

"丹尼斯，我听说你这周感觉好多了。"

"是的，利特菲尔德医生。我这周感觉非常好。的确，我整个人都好多了。我心里的念头少了很多，不再会像我刚入院时那样整天心烦了。"

"为什么你会这样认为呢，丹尼斯？为什么你觉得这些念头不再让你感到厌烦了？"

"哦，我真的一直在很用心地练习鲁宾斯坦医生教我的认知疗法，你知道吗？这些方法不错。我的意思是，很有帮助。而且……嗯，情况是，我觉得自己现在准备好出院了。或者很快就可以吧？鲁宾斯坦医生说我可以当她的门诊病人，她可以继续跟踪我的病情。"

丹尼斯的"念头"，目前不会让他烦得特别厉害的念头，就是时常出现的、彻底占据他正常生活的被迫害妄想症。丹尼斯曾是一个朝气蓬勃、成绩优秀的青年，也是高中曲棍球队的主力，但他在大一的时候一度精神崩溃而被送进医院。自那以后的七年之中，他进进出出精神病院好多次，因为他的妄想症时好时坏，但从未彻底痊愈。当这些可怕"念头"冒出来的时候，丹尼斯会觉得很多人都要杀他，而且那些人为了隐藏杀人动机还会撒谎骗他。他认为美国中央情报局利用路灯来监控他的想法，每辆经过的汽车里面都坐着一名特工，他们被派来绑架丹尼斯，来审问他无法回想起的罪行。他的现实感极度脆弱，而且还饱受猜疑的折磨，即便在妄想症减轻的时候，他还是疑心重重，这让他越来越难于跟其他人相处，就连跟心理医生也是一样。杰姬·鲁宾斯坦完成了一项几乎可以说是奇迹的工作，她和这个不信任任何人的孤独的男孩建立了治疗关系。

"你说鲁宾斯坦医生说你可以出院了，她还会把你转为门诊病人？"

"对，对，她是这个意思。我是说，她认为我恢复得还不错，可以准备回家了。"

"真的吗？"多琳一脸困惑地看着丹尼斯，似乎在期待丹尼斯能够解释得更清楚一些，"她可不是这么跟我讲的。"

两人陷入了长时间的沉默，能够看出丹尼斯一直在颤抖。最后，他问："你这是什么意思？"

多琳发出了一声满含同情的叹息，起身从办公桌后面走过来，坐在丹尼斯的身边。她想把手放在丹尼斯的肩膀上，但丹尼斯好像觉得多琳要打他似的，躲开了身子。丹尼斯盯着窗外，尽力把目光放得很远，然后重复了一遍刚才的问题："你说她不是这么跟你讲的是什么意思？"

多琳对被害妄想症很是了解，所以她知道丹尼斯已经开始怀疑鲁宾斯坦医生，这个丹尼斯认为自己在这个世界上唯一一位真正的朋友背叛了他。

"鲁宾斯坦医生跟我讲的是，她能肯定你现在的病情比刚入院时候更加严重。至于把你转成门诊病人来治疗，她明确说过，从来就没同意过让你出院，因为你这个人太危险。"

多琳甚至都看得出，丹尼斯心里的一些东西已经飞出了窗外，最近一阵子是不会飞回来了。她问："丹尼斯？丹尼斯，你没事吧？"

丹尼斯一动不动，一言不发。

多琳再次开口："很抱歉，我不得不跟你讲这件事。丹尼斯？我想这肯定是一场误会。你知道鲁宾斯坦医生绝对不会骗你。"

但丹尼斯依旧沉默不语。他这一生中时时刻刻都在应付遭人背叛的恐惧，但这新一轮的巨大恐惧来自鲁宾斯坦医生对他的背叛，这种出其不意的打击让丹尼斯几近石化。

当多琳确定丹尼斯真的不想回答的时候，她便走过去打电话叫助理进来。两名魁梧的精神健康科工作人员立马出现在她办公室的门口。虽然他们人高马大，但多琳是权威，所以他们会无条件地服从多琳的命令。想到这点，多琳就有点高兴，但她的表情依旧相当严肃，她签署了让丹尼斯寄宿的命令。"寄宿"是一种委婉的说法，听上去就像医院把人送到旅馆一样，但其实是把病人从不用上锁的病房（丹尼斯原来住的病房）转移到上锁且守卫森严的病房。如果病人变得很暴力，或者像丹尼斯这样旧病复发得很厉害，就会被关进这里。如有必要，医院会把病人监禁，并重新用药物治疗。

多琳相当有把握丹尼斯不会把刚才的谈话内容讲给任何人。丹尼斯不会吐露自己的秘密，因为他的被迫害妄想症太严重了。但即便他把这件事告诉了别人，也不会有人相信他。没有人会不相信医生反而去相信病人。而且从她刚刚目睹的情况来看，丹尼斯应该需要很久才能从这件事情的阴影里走出来，而且他什么事情都不会说出去。当多琳意识到杰姬·鲁宾斯坦刚刚失去了一个很不错的 VIP 病人的时候，一阵满足感涌上心头。丹尼斯现在对杰姬产生了相当疯狂的被迫害妄想，而最棒的是杰姬会因此自责，会认为自己一定是在治疗他的过程中疏忽了重要环节，或者说了伤害他的话。杰姬对这种事情毫无招架之力。她会因此遭受责难，然后把病人交给其他心理医生。整个医院就会开始议论屡创奇迹的鲁宾斯坦医生的医疗水平也不过如此。

烟雾弹

多琳·利特菲尔德就是人格理论学家西奥多·米勒所谓的"垂涎型精神病态"患者。[1]此处的"精神病态"指的是反社会人格或缺乏良知，"垂涎"通常是指对别人拥有的东西产生毫无节制的欲望。反社会人格者并不总是拥有垂涎他人的天性，其中一些人是被完全不同的东西驱动的。但如果缺乏良知和垂涎病在一个人身上同时存在，那将呈现出一副令人着迷而又极为吓人的画面。一个人不可能窃取或拥有另一个人最宝贵的"东西"，如美貌、智力、成功以及坚强的个性，因此垂涎型反社会人格者就会玷污和毁坏别人身上那些令自己妒火中烧的特质，如此一来，反社会人格者嫉妒的那些人也不再拥有这些特质，或者至少无法再享受这些特质带来的好处。诚如米勒所言，"这么做的乐趣在于夺取，而非拥有。"

垂涎型反社会人格者认为生活在某种程度上欺骗了他，觉得生活对自己很吝啬，而对其他人却很慷慨，因此他一定要通过掠夺别人，或暗中毁坏别人的生活来平衡现存的不公。他认为自己受到了造化、环境和命运的怠慢，因此伤害他人就成为其彰显自身强大的唯一手段。惩罚是垂涎型反社会人格者生活中最重要的活动，拥有最高优先级，通常针对那些不知道自己已经成为别人的攻击目标的人。

正因为暗中施展权术的游戏是他们生活里的头等大事，所以垂涎型反社会人格者把欺诈手段和承受风险的能力全都用在了这上头。为了这个游戏，他们图谋不轨、手段残忍，会做出令我们绝大多数人感到忍无可忍，甚至是潜在自毁的行为。然而当这种人出现在我们周遭，甚至日常生活中时，我们通常却对他们的行为不以为意。我们想不到一个人竟然会对另一个几乎没有伤害过或冒犯过他的人展开狠毒的报复。我们就没这样想过，所以即便当这件事发生在某个我们认识的人身上，甚至就发生在我们自己身上时，我们也会视而不见。垂涎型反社会人格者的行为通常都莫名卑鄙，以至于我们不愿相信他们居然是故意的，甚至不愿相信这件事情发生了。他们的真实本性通常就这样藏匿于无形之中。他们能轻易地躲在我们眼皮底下，就像多琳那样，能够在医院的那群聪明且专业的人当中藏匿将近十年之久。

垂涎型反社会人格者就是那只披着羊皮的狼，而在多琳的案例中，这种伪装尤为精巧。多琳是一位心理学家，至少这家医院的所有人都相信她是个心理学家，只要别人相信这件事，多琳·利特菲尔德的目就达到了。真相是（要是真的有人发现的话）：她没有心理医生的行医执照，也没有取得博士学位。她 22 岁时确实在老家的州立大学拿到了心理学方面的学士学位，这是她仅有的一张文凭，其余都是华丽的伪装。当这家医院以博士后的头衔聘用她的时候，他们核对过她的推荐信，但那两封推荐信都是她用美色勾引两位有名望的人物为她写的，医院本应该把这件事调查清楚。聘任委员会并没有查证核实她列出的文凭，因为他们觉得多琳能够得到那么大名气人物的推荐，想必其博士学位是没有问题的。毕竟，有谁会撒那种谎呢？她就是有办法装得像一个心理学家，足以把专家和病人忽悠得团团转。多琳总是觉得一个人可以通过阅读学到很多东西，而她本人就是对这个想法的实证。

为了报复一个无辜的同事，多琳把病情逐渐好转的丹尼斯重新打回严重的妄想状态，让他重新接受药物治疗，并把他关进上锁的病房。她在这天剩下的时间里要做些什么呢？回到她的办公室，我们就能看到她继续平心静气地接待其他预约的病人，她打了几通电话，处理了一些文件，然后去开内部会议。我们几乎看不出任何一丝异常。她的绝大多数行为在我们看来相当正常，或者足以说得过去。或许她没有让自己的病人有很大的好转，但她也没有对病人造成什么明显的伤害，除了今天早上这个情况之外。她操纵病人的目的是伤害她锁定的一位同事。

为什么她要用自己的专业技能来伤害精神病患者呢？他们身上并没有她想要的东西。他们被社会剥夺了公民权利，但仅仅是跟这些人坐在一个房间里，就会让多琳觉得自己法力无边。例外或许是偶尔碰到一个有点太过魅力，更惨的是太过聪明的女病人，多琳就会杀杀她的威风，拉起这些病人本来就患有的自我仇恨。作为心理医生，她发现让病人的病情恶化，简直不费吹灰之力。医院的诊疗设置永远都是一对一的形式，而病人永远都无法搞明白是什么事情把自己害成这样，也就不会向诊疗室外的任何人诉苦。

不过，也有一些人不会激起多琳夺取他们拥有的东西或特质的欲望，那他们就不会成为多琳的目标。相反，如果多琳认为自己眼中的某些下属对维持自己的羊皮伪装（包括假装自己超级善良、很关心别人、很负责、工作辛苦令人怜悯）有用，她就会表现得格外迷人而且谦恭有礼。例如，多琳今天暗中毁掉了杰姬·鲁宾斯坦，在准备下班的时候，她要确保自己能够在艾薇的办公桌聊上几句讨好的话，她每天傍晚回家前都会努力这么做。艾薇是病房专家的秘书兼接待员，没人知道像艾薇这样拥有战略性位置的人什么时候能够派上用场。

多琳走出办公室，一屁股瘫坐在接待室的椅子上，然后说："哦，艾薇！我真庆幸一天的工作终于结束了！"

艾薇比多琳年长 20 岁。她体重超标，戴着一对廉价的塑料大耳环。多琳觉得她很可悲。

艾薇用温和的语调回应："我知道，你这个可怜的孩子，还有那个可怜的丹尼斯！虽说我不是医生，但你知道我见过很多病人，我还对他的病情抱有希望……我想我错了。"

"没有，你没错。你真是观察入微。他有一阶段似乎好多了。这份工作有时候难免让你很难过。"

当然，今天早上艾薇可是看到了两个严肃的助理把丹尼斯架出了病房，就在自己眼前经过。她现在望着多琳，一脸关切的神情。

"你知道，利特菲尔德医生，我很担心你。"

就在艾薇表露这番心声的时候，她注意到多琳泪盈于睫，于是她压低了嗓子继续说道："哦，我的天啊，你今天一定糟透了，是吧，亲爱的？希望你不会嫌我太爱管你的私事，但像你这么多愁善感，做这份工作真是委屈你了。"

"不，不是的，艾薇。我只是有些疲惫，当然我为丹尼斯的事情感到难过。别跟任何人讲，我可不想被视为一个厚此薄彼的人，但他对我来说真的是很特别，你知道吗？我想赶快回家，晚上好好睡上一觉。"

"嗯，你真的应该好好休息一下，亲爱的。"

"我也想，但当务之急是，我得把没处理完的文件弄完，我估计得熬到半夜才能把工作赶完。"

艾薇看了一眼多琳塞得满满的公文包，然后说："你这个可怜的孩子。让我们想些好玩的事轻松一下吧……嗯，今天都发生了什么事情。你新养的那只玛尔济斯小狗还好吗？"

多琳用手背擦拭了一下眼睛，笑着说："哦，它太棒了，艾薇。事实上，它有时候太可爱了，让人都想把它含在嘴里。"

艾薇咯咯直笑。"嗯，我打赌它一定是在等你回家呢。你为什么不现在就回去，给它一个大大的拥抱呢？"

"最好不用大大的拥抱，我会把它挤扁。它太娇小了。"

聊完这个话题后，两个女人一起放声大笑，然后多琳说："艾薇，艾薇，你知道吗，我认为你应该来当心理医生，你总是知道如何让我的心情更好。那明早我们再见，好吗？我想，我们会继续聊天的。"

"不见不散。"艾薇向她保证。艾薇笑得很开心，此时多琳提起公文包走了出去，身体稍微倾斜到公文包的那一侧。

多琳走到了自己停车位的时候碰到了詹娜，就是今天早上多琳车子旁边那辆破旧的福特 Escort 的车主。詹娜是医院新来的实习生，和接待员艾薇不同，她年轻、聪慧、漂亮，一头顺长优美的赭色秀发，多琳已经把她当作了下手的目标。

"嗨，詹娜。是要回家吗？"

这么明显的问题让詹娜有些错愕。她觉得这个问题很可能是一种批评，因为大家都会期待实习生勤勤恳恳超时工作。但她很快恢复了情绪："对，没错，我是要回家。你也是吧？"

多琳露出一脸关切之情："不是说要在查特文厅开紧急会议吗？"

查特文厅那边有一个由严厉且令人生畏的托马斯·拉尔森医生负责的病房，多琳知道拉尔森是詹娜的上级主管。当然，那边现在没有什么会议。这是多琳当场编造的谎话而已。

詹娜的脸一下子变得惨白。"有紧急会议？没人通知我啊。什么时候的事啊？为什么要开？你知道吗？"

多琳装出一副女教师的样子，看了下手表说："我想大概是10分钟前吧。你没有查听自己的电话语音信息吗？"

"听了，我当然听过了，但真的没有关于开会的信息啊。在拉尔森医生的办公室吗？"

"我想是吧。"

"噢，我的天啊。我得……我应该……呃，我想我得赶紧过去。"

"好主意。"

詹娜过于惊慌，来不及去怀疑为什么利特菲尔德医生知道有这么一个连她自己都没有被邀请参加的紧急会议。这位年轻的实习医生冲出了停车场，穿着那双高跟鞋跑过一片4000多平方米的被雨水浸透的草坪。多琳站在停车场目送她冲向远方，直到她消失在大楼远处的拐角。查特文厅在草场另一端的尽头，多琳一想到这就觉得很满足，她坐进自己的宝马车，用后视镜检查了下装扮，然后开车回家。明天或后天，她会再次碰到詹娜，詹娜会质问她那个子虚乌有的会议。多琳只要耸耸肩，盯着詹娜温和的眼睛，詹娜便会退却。

反社会人格与犯罪

多琳·利特菲尔德永远都不会因为她包括无照行医在内的行为被起诉。丹尼斯那个很有影响力的叔叔永远不会发现多琳的本来面目，绝大多数其他的病人或病人家属也都不会发现。医院里的专业人士也永远不会从法律上追究她的刑事欺诈行为。她永远都不会因为做了任何像对病人进行心理攻击那样的事情而受到惩罚。她的例子最终很好地诠释了反社会人格者与罪犯之间的区别，令人震惊的是，这和区分一个调皮的三岁小女孩的好坏如出一辙，要是偷了妈妈包里的糖，她就不是行为良好的孩子。这个区别很简单，就是她是否会被抓到。

而且很明显，成年人很少会因为做了无良的事情而被逮到。鉴于全人类中有 4% 是反社会人格者，所以人们有理由认为，我们的监狱系统已经被反社会人格者搞得人满为患，其他类型的犯人已经没地方关押了。但情况并非如此。罗伯特·黑尔和其他一些调查囚犯的研究人员发现，美国监狱里的囚犯中平均只有 20% 是反社会人格者。[2] 他们谨慎地指出，这 20% 的监狱人口犯下了 50% 以上的"最严重的罪行"（勒索、持械抢劫、绑架、谋杀）以及反国家罪行（叛国罪、间谍罪、恐怖主义），但实际上关在监狱中的囚犯（男女共计），10 个人里大概只有 2 个反社会人格者。

换句话说，绝大多数被确认的罪犯都不属于反社会人格者。更确切地说，他们拥有潜在的正常人格，他们的罪行是社会的负能量促成的，诸如毒品文化、儿时受虐、家庭暴力以及世代贫困等。这个统计数据也意味着，只有少数几件反社会人格罪案曾引起过司法系统的关注，也就是说只有少数反社会人格者才是正式意义上的罪犯。像多琳这种最普通的反社会人格者最常见的行为就是不断地欺骗和伪装，而只有那种最明目张胆的罪行（绑架、谋杀等）才会让一个聪明的反社会人格者在隐瞒的时候感到犯难。有些（但不是所有）反社会人格的持械强盗和绑匪会被抓到，但多琳·利特菲尔德这种人很少会被抓到，而且就算被抓到（从被发现的意义上讲），他们也很少会被起诉。结果是，大多数反社会人格者并没被投入监狱，他们正跟你我一同生活在这个世界上。

在下一章，我们将讨论有良知的人之所以难以"看清"、难以有效应对那些缺乏良知的人的种种原因。这些原因，从反社会人格者使用的"恐惧战术"，一直到我们自身的"错位负罪感"。但首先，让我们再次回到医院，这次我们会看到杰姬·鲁宾斯坦医生创造的奇迹，实际上是两次奇迹。

现在是丹尼斯被关在上锁的病房的第 4 天，周日的医院空空荡荡，有辆小车穿过狭窄的车道，停在了关着丹尼斯的那栋楼的前门。鲁宾斯坦医生下车后，从外套的口袋里掏出一把像是中世纪的学院院长用的那种超大的钥匙，这是一把能够让她进出这栋三层石楼的钥匙。虽然已经在这家医院工作了 8 年，但鲁宾斯坦在进到这类单元听到身后的门锁上以后，还是会把沉重的钥匙攥在手里，而不是揣进外套的口袋。她这次来是想尝试一下，看看能否让吓坏的丹尼斯跟她交谈。当她走到病房时，另一扇金属门在她身后关闭并锁上，她看到丹尼斯坐在一个绿色的塑料沙发上，眼睛盯着一台根本没有打开的电视机。他抬起头，两人的眼神交汇了一阵。出乎她的意料，也让她松了一口气的是，丹尼斯用手势招呼她过来坐下。

然后第一个奇迹发生了：丹尼斯居然开口说话了。他不断地说着，把多琳·利特菲尔德讲的话全部如实告诉了杰姬·鲁宾斯坦；而第二个奇迹是杰姬相信了丹尼斯。

杰姬当晚从家里打电话跟多琳对质。多琳坚决否认此事，而且还傲慢地指责杰姬竟然相信病人的妄想。杰姬毫不退却，此时多琳警告她，要是杰姬把这件荒诞不经的事情讲给医院的其他人听，那无异于自毁前程。杰姬跟多琳通完电话后，又打给自己在洛杉矶的一个好朋友寻求支持。杰姬半开玩笑地跟朋友讲，她觉得自己可能快要精神崩溃了。

杰姬并不知道多琳是个骗子，因此从杰姬的角度看，她跟多琳是医院同事。正是由于这个原因，杰姬意识到，要想说服医院里更为资深的人士接受自己的观点，她将面临一大难关。他们会假定这只是她和多琳之间的某种纷争。最糟糕的是，他们或许会像多琳一样，认为杰姬把病人的问题变成了她自己的问题。即便如此，杰姬还是在第二天一早走进了主任办公室，把事情的来龙去脉告诉了主任。主任留着一脸灰色胡子，面红耳赤，这让杰姬感到有点奇怪，因为他平常好像不怎么会生气，不管是对多琳还是对她。她想，就像她之前有过的朦朦胧胧的怀疑，他和多琳之间存在不正当关系。

在听完杰姬的话之后，主任并没有流露出像多琳在电话中那样的轻蔑，而是带着尊重提醒杰姬，在聪明的受迫害妄想症患者的幻觉中很容易找到令人信服的元素。主任说他非常怀疑丹尼斯所述之事的真实性，而且表示希望杰姬和多琳不要把这种不合永远闹下去，她们之间的不和会对医院造成不良影响。所以说，从各个重要的方面来看，多琳的所作所为又侥幸地逃脱了惩罚，就像往常一样。令人高兴的消息是，杰姬对丹尼斯的治疗并没有无限期地中断，而且不久后丹尼斯便出院了。

多琳·利特菲尔德的把戏最后终于暴露，这是垂涎型反社会人格者特别常见的结局。她的结局并不是被突然引爆，而是被这个体系之外的人慢慢告发。在多琳的案例中，这位成功告发她的人是一位替消费者维权的人士，他每个月会上两次本地电视节目"买家请小心"。在多琳对丹尼斯进行心理攻击事件六年之后，这个当地名人的妻子因患了抑郁症而住院治疗，而且完全是出于巧合，多琳竟然被指定为她的心理医生。多琳的行径之所以被曝光，是因为他认为自己婚姻状况的恶化与妻子的心理治疗脱不了干系。一怒之下，他开始用自己的打假专长调查特利菲尔德医生的底细，很快就查出了她的本来面目。他立刻联系医院的行政主任并解释道，如果医院能够立即开除多琳，并为他的妻子找个新的心理医生，外加把治疗的全部费用一笔勾销，他就不会在电视上揭露多琳和这家医院的丑闻。他讲得很有道理，把治疗费用一笔勾销要比付出一大笔赔款更为划算，如果他把多琳没有行医资格这件事捅到电视上去，对医院就更为不利了。

在读完他出示的文件后，主任立刻就明白了他的意思。那天恰逢多琳 40 岁生日，艾薇在办公室为她搞了一个小型庆祝活动，在大家吃蛋糕的时候，多琳突然被传唤到行政楼。在行政主任的办公室里，行政主任、医疗部主任以及护士长（她希望能够在场，因为她对多琳深恶痛绝）通知多琳，警卫会把她带到她的停车位，然后监督她离开医院。多琳对三位主任说，他们的决定大错特错，那个替消费者维权的人是在撒谎，因为他厌恶她，多琳还说要起诉他们。

多琳驾车离去。虽然她在那家医院待了 14 年，但此后医院里没有人再听到过她的消息。医院的管理层没有再去追究这件事，原因很明显，就是不愿因这件事曝光而引发难堪，担负医疗责任。在多琳消失后，大家都松了一口气。在护士长和杰姬·鲁宾斯坦私聊的时候，她们推测多琳一定跑到别的地方去了，可能去了别的州，可能还在从事心理医生的工作。

医院里绝大多数都是很有良知的人，那么为什么他们在发现多琳的真面目之后，竟然没有跟多琳发生冲突而是让她这样的离开？而多琳很有可能在别的地方重操旧业。为什么连一家精神专科医院的人一开始都无法识别多琳的真面目？按常理来说，我们怎么能够生活在一群害人的说谎者和骗子里，却没办法跟他们对抗，甚至没办法发现他们？我们将会看到，这些重要的问题都有答案，而且也都有办法来改变我们对这种难以捉摸的反社会人格现象的反应。

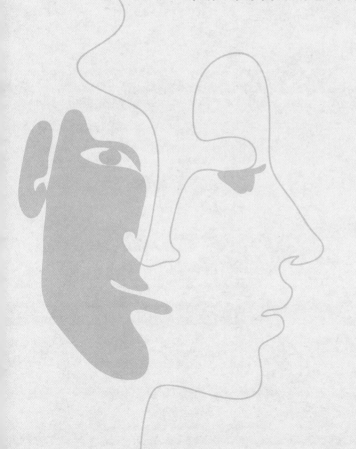

良知为什么是半盲的

动摇一个人的信心非常容易，易如

反掌。但借此摧毁一个人的精神则是魔

鬼的行径。

　　　　　——爱尔兰剧作家、诗人萧伯纳

如果多琳·利特菲尔德认为自己能够逃脱法网，那么她一定开着自己那辆宝马车碾压杰姬·鲁宾斯坦，而不只是暗中破坏她的工作。而且，依旧神奇的是，如果多琳碾压或杀死杰姬或其他任何人，她绝对不会感到罪恶与悔意，不会像我们绝大多数人一样在杀人后感到极度恐惧。她的血压丝毫不会升高，至少不会产生由受害者引发的负面情绪。多琳缺少了这样的东西，她没有人类所具有的情感依附，即"第七感"，不会对自身行为导致的后果感到良心不安。对绝大多数人而言，就算杀掉的是我们厌恶的人，杀人这件事也会让我们极度震惊，并伴随着难以忍受的苦痛。然而对多琳来说，如果她没有因为这样的行为被抓，便会把它视为胜利。我们这些受到良知约束的人实在难以理解正常的情感功能和反社会人格之间的差异，因此我们在大多数情况下会拒绝相信这种情感空洞状态的存在。更不幸的是，我们很难相信这种差异有多大，这便会令我们置身危险之中。

即使多琳没有开车或用自己的双手谋杀任何人，她还是给身边的人造成了无数伤害。其实贬损他人的生活正是她的主要目标。由于多琳利用自己的权威陷害了一个给病人做心理治疗的医师，或许有一天，她这种复仇行动所产生的副作用就会把病人逼得自杀，虽然她现在可能还没动手。然而这 14 年来，这家精神专科医院的全体员工，这一大群好人把精力全部放在了努力阻止病人自杀这件事情上，无暇探寻多琳的本来面目，而当他们发现了多琳的欺骗行径之后却并没有设法阻止她。他们只是眼睁睁地看着她驾车溜走。

为什么受到良知约束的人会如此盲目？为什么他们在捍卫自我、理想以及所关心的人不受那一小撮无良者伤害的时候还会犹豫不决？这个问题的答案和我们遭遇到反社会人格者时产生的情感以及思考过程有着很大的关系。我们会陷入恐惧，我们的现实感陷入一塌糊涂的混乱之中。我们以为这些事情是自己想象出来的或有所夸大，或者我们觉得自己在一定程度上也要为反社会人格者的行为负责。但在我们详细讨论自己对这种无耻行径的心理反应之前，请允许我清晰地描述一下我们面对的是什么，从而把这些心理反应放在一定的背景之下。首先让我们来仔细看看无耻之徒控制我们的可怕招数。

反社会人格者的招数

第一招就是魅力，魅力是一种不可低估的社交能力。

当多琳认为她可以靠魅力达成某些目的时，便会把这一点施展到极致。我们的老朋友斯基普为了给生意伙伴施加影响，为让自己一路平步青云，达到支配企业的目的，也是没少施展个人魅力。魅力是反社会人格者的主要特征，尽管这种关联看似有点违反直觉。反社会人格者身上有种很强的魅力，这是一种难于言表的领袖魅力，已经有无数受害者和尝试对反社会人格病状进行分类的研究人员察觉并谈到了这一点。这是一个突出特征。我在工作中了解到的绝大多数受害者，都说他们最初跟反社会人格者建立交情，以及之后进一步发展关系都源自反社会人格者的魅力，即便这些人会给他们造成痛苦。我曾无数次看到人们摇摇头，然后感叹："我从未见过像他这么有魅力的人""我觉得我和她似曾相识""他身上有一种在其他人身上找不到的力量"。

我把反社会人格者的魅力比作掠食动物身上的魅力。例如，当我们观察大型猫科动物时，很容易就会被它们的动作、独立性以及力量所吸引。但如果我们在某个错误的时间和地点直接跟美洲豹面对面，我们根本没有机会逃脱，会吓得浑身抽搐。捕食者让人神魂颠倒的魅力通常就是猎物从未经历过的也是最后经历的一件事（我这里用高贵的美洲豹来做比喻，但我听说过很多遭受虐待或义愤填膺的受害者用爬行动物来比喻反社会人格者）。

危险对我们有种温和的吸引力，而这也增添了反社会人格者的动物性魅力。传统观点认为危险的人有魅力，而当我们痴迷于反社会人格者的魅力时，这个陈词滥调的道理便不言而喻。反社会人格者在很多方面都很危险。最显著的特点就是他们对危险情境和机会的偏爱，以及说服别人和自己一起冒险的能力。正常人偶尔（但只是偶尔）喜欢尝试一点儿小冒险和刺激。我们会花钱坐一趟吓死人的大型过山车，也会花钱进电影院看一部注定会让自己晚上做噩梦的血腥惊悚片。我们偶尔喜欢尝试一下刺激的事情，因此我们会觉得反社会人格者看起来，至少在一开始的时候格外迷人。受邀参加一场冒险，与一位不断做出超常选择的人士交往，最初可能非常令人兴奋。

"我们今晚刷你的信用卡飞往巴黎吧""让我们用你的积蓄做一桩听起来很蠢的生意吧，但凭借我们两个人的头脑一定会火爆兴旺的""我们去海滩观赏飓风吧""我们现在就结婚吧""别去搭理你那些无聊的朋友，我们一起跑掉吧""把你的钱投在我刚刚得到的内幕消息上吧""我们一起嘲笑那些规定吧""我们就穿 T 恤衫和牛仔裤走进那家高档餐厅吧""我们看看你的车到底能跑多快""让我们活出一些自我吧"。

以上这些例子体现了反社会人格者的"自发性"、冒险以及"魅力"这三大风格，尽管这些露骨的诱骗读起来会让人咯咯直笑，但整体方法却能让他们屡屡成功。一些不受良知束缚的人很容易就能让我们感到自己的人生乏味无聊、循规蹈矩、黯淡平庸，所以我们应该加入他的行列，因为他的人生代表了一种更有意义、更令人愉悦的生存模式。从夏娃与蛇开始，我们的史书和古典小说就充斥着冒险者和为恶者用花言巧语和个人魅力控制，甚至毁灭他人的故事。我们生活中多少都有跟这种人擦肩而过的记忆，这种回忆让人脊背发冷。也就是说，如果幸运的话，我们只是与他们擦肩而过。如果运气不好，沦为无耻之徒魅力蛊惑下的受害者，那这种彻底的个人悲剧将形成一生都难以磨灭的记忆。

此外，无耻之徒对我们的了解比我们对他们的了解要更多。我们很难发现谁是没有良知的人，但一个没有良知的人立刻就能够识别出谁比较正派，谁比较容易相信他人。斯基普还是个孩子的时候，就知道可以利用谁为他买鞭炮。而他长大之后，马上就发现朱丽叶是可以跟他过上几十年的人，而且她永远都不会质疑他浮夸的生活。多琳·利特菲尔德早就看出接待员艾薇是个容易上当受骗的人，而且也相当清楚杰姬·鲁宾斯坦是一个体贴、可靠、会主动承担不属于自己责任的人。

当反社会人格者把一个人当作一枚有利用价值的棋子时，他就会琢磨这个人。他会精心研究怎样操纵利用这个人，而且为了达到这个目的，他还会研究如何拍这个人的马屁，如何给这个人灌迷魂汤。此外，他晓得可以通过宣称自己和受害者在某些方面很像这一招，来增进彼此的熟悉和亲密程度。即便反社会人格者已经从受害人的生活中消失，他们还是会时常想起那些甜言蜜语，例如"你知道吗，我觉得我们彼此很像""我很清楚，你就是我的灵魂伴侣"等。这些话回想起来简直是一种侮辱，虽然它们假得令人发指，却还是经常萦绕在受害者的耳边。

与此相关的是，没有良知的人有一种能够感知哪些人无法抵抗性挑逗的神奇嗅觉，因此色诱便是反社会人格者常用的另一个招数。[1] 对于绝大多数人而言，性关系不免会牵涉感情，哪怕仅仅是露水姻缘。这个情感纽带会被冷酷无情之人拿来利用，攫取他们想要的东西，如忠诚、财政支持、信息、"征服"的感觉，或者可能只是为了把自己伪装成常人而建立临时的情感关系。这是一个很好分辨的故事，在文学和历史中一再重演。但我们很少能判断出这一招赋予了反社会人格者多大的能量去控制一个人、一群人或一个机构。躲在组织中的反社会人格者只要让一两个普通人拜倒在他们的危险魅力之下，就能够永远隐藏自身行径。例如，多琳之所以能够冒充心理学家，主要是因为有两个被她色诱的人为她写了推荐信。而当杰姬试图揭露多琳的反社会人格行为时，冒出了第三个人，也就是该单位的主任，或许也是因为跟多琳有染，便出面把此事压了下来，从而让这位性感诱人的利特菲尔德"医生"在这家医院多待了六年。

色诱只是这场游戏的一方面，我们也会被反社会人格者的演技所欺骗。人生若抽离了良知，便只剩下欺骗与假象，因此聪明的反社会人格者通常会变成一个演技派，甚至掌握了专业演员采用的独特表演技法。矛盾的是，自如地表露情感竟成了冷血的反社会人格者的第二天性，他们表面上对另一个人的问题表现出浓烈的兴趣，或是看上去很热情，有一腔爱国之情，会义愤填膺，会因谦虚而脸红，会悲伤地抽泣。只要他们想要，随时都可以滴下鳄鱼的眼泪，这就是反社会人格者的特色标志。多琳很有把握自己的眼泪可以把艾薇打动，所以她会在艾薇面前假装慈悲地为丹尼斯流下眼泪。更可笑的是，当她编造小狗因罹患某种可怕且痛苦的疾病，"迫使"她不得不对它进行安乐死的时候，无疑又会在艾薇面前哭得稀里哗啦。

尤其是在那些受到良知约束的人用真相逐渐逼问和对抗反社会人格者的时候，这些残酷无情之人往往会流下鳄鱼的眼泪。一个反社会人格者快要被逼入绝境之时，顿时就会变成一个可怜兮兮的泪人儿，没有哪个有良知的人会继续对他施压。还有一种相反的情形：有时候，被逼到绝境的反社会人格者为吓退指控他们的人，会故意装出一副义愤填膺或生气的样子，就像多琳被开除时对医院的几位主任摆出的那副态度。

作为天生的演技派，毫无良知的人可以充分利用自己的社会和专业角色，这些是他们现成的绝佳面具，而其他人不愿意探究其背后的真相。角色分工有助于我们组织这个复杂的社会，它对我们极为重要。如果我们看出可疑行为，最后或许会去质疑这个叫多琳·利特菲尔德的"人"，而不大可能会去质疑一个叫多琳·利特菲尔德的医生，不管她的行为有多不正常。我们认可医生这个头衔，这个头衔对我们来说意义明确而且正面，因此我们不会对一个自称医生的人有太多怀疑。这个道理在一定程度上也适用于在其他领域拥有角色和头衔的人，比如领导阶层、商界、有组织的宗教领域、教育界或双亲关系中（合法或非法）。在教会执事、市政委员、高中校长或斯基普之流的商界奇才周围，很少有人会去仔细审视这些无良者的行为。我们之所以相信这类人做出的承诺，是因为我们认定这类人拥有这些角色本身所应具备的正直和诚实。类似的情况还有，我们几乎从来都不会对邻居们的育儿方式提出质疑，即便我们担心他们的孩子遭受了虐待，我们思维也绕不过"他可是孩子的父亲啊"这个最基本的逻辑。

此外，当一个人在某些方面表现出仁爱、创造力、洞察力时，我们的注意力就会从他的实际作为上转移出来。比如，我们不会质疑那些宣称自己爱护动物的人，我们会对那些自称艺术家或知识分子的人网开一面，部分原因在于我们会把背离常规的行为归结为我们普通人可能永远都无法理解的怪癖。一般而言，我们对这类人群的看法带有模式性的情绪，但这也给了善于模仿这类人的反社会人格者可乘之机。

更糟糕的是，我们对那些表面上很会鼓舞人心的权威给予的尊敬很有可能被滥用，或者已经被滥用了很多次，从而造成灾难性的后果。对于一位权威，我们会像对待医生、牧师或父母的态度一样，把这个角色的诸多特质投射在其个人身上，并追随这个人。《国际群体紧张杂志》（*International Journal of Group Tensions*）创办人兼总编本杰明·沃尔曼曾写道："当一位侵略型反社会人格者获得一种可以催眠般支配一大群人的权力时，人类就会愈发残忍。[2]纵观历史，以酋长、先知、救世主、独裁者等身份出现的反社会人格自大狂比比皆是，他们千方百计地获取人民的支持……并且煽动群众暴动。"当这个

"救世者"为达成自身目的而狡狯地忽悠民众时，他一开始通常会把这群人说成是有志于拯救全人类的善人，接着他会坚定地声称只要大家遵照他的侵略计划就一定能实现这个目标。

令人困惑且极为讽刺的是，良知可能会被部分蒙蔽，因为没有良知的人会把维持一个社会所需的很多从根本上讲非常正面的工具用作对付我们的武器，这些工具包括移情、桃色关系、社会和专业角色、对慈悲之人和具有创造天分之人的尊重、我们想要让世界变得更美好的渴望、权威的组织规则等。而那些做出骇人听闻事情的人，看起来都不像会做出那种事情的人，并不存在什么"邪恶的面孔"。莉齐·博登（Lizzy Borden）[⊖]看起来就像马萨诸塞州福尔里弗地区那些束紧腰身的维多利亚时期的淑女；帕梅拉·斯马特（Pamela Smart）[⊜]长得很美；特德·邦迪（Ted Bundy）[⊜]长得十分英俊，他被关在死囚牢房的时候还收到了女人的求婚。而每一个拥有查尔斯·曼森（Charles Manson）^⑲那样迷人眼神的杀人狂永远都

⊖ 1892 年莉齐·博登的有钱父亲和她的继母在公寓内被残忍杀害。莉齐成为该谋杀案最大嫌疑人，但一直没有确凿犯罪证据证明她有罪。审讯后，莉齐被释放，引起舆论哗然。她得到一份价值 20 万美元（相当于目前的 500 万美元）遗产，从此低调生活。她的故事被改编成一首著名童谣《红衣玛丽》。——译者注
⊜ 美国一个著名的女杀人犯，怂恿年轻男友谋杀她的丈夫。——译者注
⊜ 美国一位著名的连环杀人狂，自己承认的谋杀案就超过 30 起，1989 年在佛罗里达州因最后一次谋杀而被送上电椅执行死刑。——译者注
⑲ 美国一位著名杀人狂，他在加利福尼亚州领导着臭名昭著的犯罪团伙曼森家族，犯下数十起谋杀案，他曾是一名歌手兼词作家。——译者注

能得到天真的约翰·李·马尔沃（John Lee Malvo）[⊖]的大力支持。

我们常常会不自觉地尝试用长相来判断一个人的品性好坏，但这种"以貌取人"的方法几乎从来没有生效过。现实世界的坏人长得都不像坏人。他们长得并不像狼人或是汉尼拔·莱克特（Hannibal Lecter）[⊜]或是坐在摇椅上凝视尸体的安东尼·博金斯（Anthony Perkins）[⊜]。相反，他们长得跟我们没多大区别。

煤气灯下

成为反社会人格者的目标是相当可怕的经历，即便这名反社会人格者并不是很暴力的那种。1944年，乔治·库克执导了一部名为《煤气灯下》（*Gaslight*）的心理惊悚片，英格丽·褒曼在该片中饰演了一位年轻貌美的新婚妻子，她遭人设计，觉得自己就要发疯了。她怀疑自己的心智慢慢丧失，而这种恐惧实际是由查尔斯·博耶饰演的邪恶但迷人的新婚丈夫有条不紊地设计好的。通过一些肮脏的伎俩，博耶让褒曼在自己外出之时

⊖ 17岁的杀人犯，曾与一名退伍老兵约翰·艾伦·穆罕默德联手在马里兰州、弗吉尼亚州以及华盛顿特区射杀了十余人。2012年，马尔沃声称自己曾遭到穆罕穆德的性虐。——译者注

⊜ 著名电影、小说《沉默的羔羊》的男主角，他是一名高超的精神分析科医生，同时也是一个食人狂魔。——译者注

⊜ 希区柯克执导的恐怖片《惊魂记》中男主角诺曼·贝茨（Norman Bates）这个变态杀人狂的饰演者。——译者注

听到阁楼传来的声响，还会把煤气灯弄得忽明忽暗，这一切都发生在这所恐怖的房子里，她的姑妈多年前就是在这栋房子里被神秘谋杀的。当然，没有人相信褒曼所说的阁楼上有声响或是煤气灯有问题以及许多别的怪事，她开始慢慢怀疑自己的现实感。英文典故"被置于煤气灯下"（to be gaslighted）即来源于此。博耶并没有暴力人格，他从来都没有殴打过褒曼，但他的行径更为邪恶，他让褒曼对自己的认知丧失了信心。

一旦心生疑虑，并设法向别人解释自己曾被某个反社会人格当作了目标，那么就会"被置于煤气灯下"。当杰姬·鲁宾斯坦就多琳·利特菲尔德对丹尼斯所犯下的罪行与多琳对质完的时候，她便是这种现象的一个绝佳例证。之后，杰姬打电话给一个朋友寻求支持，因为她觉得自己的心智正在慢慢丧失。而当她把自己所发现的关于多琳的事情讲给单位的主任时，对方虽然客客气气，但明确呼应了多琳的暗示，即杰姬和她那个妄想症的病人一样都变得不太正常了。

在杰姬指控多琳用如此恶毒的手段对待一个安分守己的病人时，我们自然会想到一个问题：为什么这种人会做出如此令人发指的事情？这是其他人总会问的问题（不管是公开质询还是通过暗示发问），它让人如此困惑，无法作答，以至于会让质疑反社会人格者的人陷入缄默，因为最后无非是发现自己的怀疑站不住脚。就像《煤气灯下》里面那个天真的新娘，质疑者或许也会对自己的认知能力部分或完全失去信心。毫无疑问，质疑者将会犹豫该不该再跟别人诉说自己的故事，因为揭露反社会人格者恶行的企图，只会让别人怀疑自己的可信度，甚至是自己的精神状况。这些怀疑，不论是自我怀疑还是别人的怀疑，都令我们很痛苦，而且可以轻易说服我们闭嘴。多年来，我在倾听了好几百个被反社会人格者当作目标的病人的讲述之后发现，在某个组织或某个群体里，一个反社会人格者在他最终原形毕露之前早就被人怀疑过了，这种情况并不罕见，只是每个质疑者都会孤零零地保持缄默，都有种"被置于煤气灯下"的感觉，因此就会把自己那听上去很疯狂的秘密藏于心底。

像他那样的人怎么会做出如此令人发指的事情呢？我们经常扪心自问。"像他那样的人"的意思是说，他看起来是个正常人，跟我们没什么两样。我们指的是有着专业角色、爱护动物、为人父母或身为夫妇的人，或者某个曾经和我们共进晚餐的魅力无穷的家伙等。而对于"如此令人发指的事情"，我们指的是匪夷所思的恶行，因为我们出于自身情感和正常动机，一开始真的没办法解释为什么有人会想做那样的事情。为什么一个像斯基普这样聪明、英俊、家境优越的男孩会屠杀小动物？在他成年以后，事业上取得了极大的成功，还娶了一位亿万富翁的漂亮女儿做老婆，为什么他还会冒着名誉扫地的风险折断一个女员工的手臂？利特菲尔德医生，这位心理学家，这个世界上最好心的人，为什么会突然对一个恢复期的病人发动心理攻击，而且针对的还是一位非常重要的病人？她这样一个获得了专业地位的人士，明知真相终将水落石出，为什么还要捏造一个毫无意义的谎言来吓唬一个年轻的实习医师？

这些是我们遭遇反社会人格者的恶行时会问自己的问题，而在绝大多数情况下，我们想不出一个让自己信服的答案。我们就算绞尽脑汁也想象不出理由何在。没有哪个答案听上去可信，因此我们会觉得其中一定有误会，或许是我们过分夸大了自己的观察。我们之所以这么想，是因为受到良知约束的心智与不受良知约束的心智在性质上根本不同，而且反社会人格者想要的东西、激励他们的东西，完全超出我们的经验范围。我们绝大多数人只有在严重受到对方威胁，或者在强烈情绪（例如狂怒）影响的情况下，才可能像多琳那样伤害一个有心理疾病的人，或者像斯基普那样折断别人的手臂。正常人的情绪指令，不容许只是为了好玩就冷酷地做出如此行为。

反社会人格者，即没有"建立在对他人情感依附基础之上的义务感"的人，其典型特征是会把自己的一生耗费在人际游戏上，耗费在"赢"上，耗费在为了控制而控制上。而我们其他有良知的人，从抽象意义上也许能够理解这种动机促成的诡计，但在现实生活中亲眼见到却通常无法"看清"这些事情的全貌，因为这些事情的轮廓对我们来说实在太陌生了。许多没有良知的人仅仅是为了玩这个游戏，便可以做出堪比毁灭自我的行为。邮票男为了享受欣赏几名邮政人员与警察在大约一小时里跑来窜去焦头烂额的场面给自己带来的快感，几年刑满后便会再次盗窃，半生都葬送在监狱当中。多琳仅仅是为了陷害一下同事，就乐意冒着赔上自己事业的风险。这些行为让我们猝不及防，甚至难于相信。所以我们首先就会怀疑自己的现实感是否出了问题。

而且我们的自我怀疑通常比较严重。为了说明此事，我们不妨看看一名叫芭芭拉·格雷厄姆的职业罪犯的案例，她被处死已有30年，大众对她的议论还没有平息。1955年，32岁的格雷厄姆因为参与谋杀一位名叫梅布尔·莫纳汉的老寡妇，手段极其残忍，而被送到圣昆丁执行死刑。莫纳汉太太就像《煤气灯下》中英格丽·褒曼被谋杀的姑妈一样，外界谣传她在家中藏了很多珠宝。格雷厄姆和三名同伙闯入她的房子，翻箱倒柜却一无所获，一气之下，格雷厄姆（媒体给她起了一个绰号——"血腥宝贝"）用枪柄暴打这个老寡妇，把她脸上打得血肉模糊，然后用枕头把她活活闷死。

根据她行刑前的记录，血腥宝贝的遗言是"好人总是确信自己一定是对的"。她平静地说出了这句话，甚至还有几分同情和怜悯世人的意味。作为"把人置于煤气灯下"的一种有效技巧，这句话说得还是相当有力。这句遗言让很多人开始怀疑自己对格雷厄姆其人的现实感，公众注意力重新聚焦于她是生养了三个孩子的漂亮妈妈的角色之上，而不是她的恶行之上。她死后成为人们激烈争论的话题，时至今日，即便铁证如山，还有人坚信格雷厄姆是无辜的。出于社会大众对芭芭拉·格雷厄姆事件的自我怀疑，两部关于她的影片应运而生，片名都叫《我要活下去！》（*I want to live!*）。前一部片子由苏珊·海华德主演，她因在这部影片里的精彩演绎荣获奥斯卡奖，而1983年重拍的电视版由林赛·瓦格纳主演。在这两个版本里，格雷厄姆这个残忍成性的女杀人犯被描绘成一个遭人陷害、蒙受不白之冤的女人。

芭芭拉·格雷厄姆的遗言："好人总是那么确定他们一定是对的"，有种"煤气灯下"的效果，因为真相恰好相反。实际上，好人最显著的特征之一就是，他们几乎从来都无法完全确定自己是对的。好人会经常质问自己、反思自己，而且会把自己的决定和行动置于"根植于对他人情感依附基础之上的义务感"的严格监督之下。良知会一直怀疑自我，很少会承认有绝对确定的事情，即便承认，我们也会觉得"确定性"是靠不住的，就好像"确定性"会哄骗我们对某人做出非正义的惩罚，或者做出其他一些没有良知的事情。就算"确定性"是合法的，我们也不会说它是百分之百的确定，而是说"超越了合理的怀疑"(beyond a reasonable doubt)〇。最终，芭芭拉·格雷厄姆对我们的认识要比我们对她的认识更为透彻，她的临终遗言触动了那些受到良知约束之人的心理，因为人们担心自己所做的决定建立在"太过确定"之上。

让我们更加不安的是，我们绝大多数人都很清楚善与恶并不是绝对的泾渭分明，而是有很多灰色地带。我们心里明白，

〇 这是美国刑法中一个非常重要的举证标准，也有人把它说成"超越合理的怀疑范围"，也有人称它为"无可置疑"。它基于"宁可放过一个坏人，也不能冤枉一个好人""疑罪从无"这样的立法理念。陪审团在听取控方出示的有关证据之后，如果觉得证据本身有问题，或是觉得证据不足，那么就会对这些证据能否给嫌疑人定罪产生合理的怀疑，如果控方不能打消陪审团的这种合理的怀疑，就不能给嫌疑人定罪。——译者注

世界上根本就没有百分之百的好人，于是我们便假定，也一定没有百分之百的坏人。从哲学上讲或许是这样的，而且从神学上讲一定如此。毕竟，在犹太－基督教的传统里，魔鬼本身就是堕落的天使。或许这个世界上并没有绝对的好人，也没有十足的坏蛋。然而，用心理学的语言来说，这个世界上肯定有人具备"建立在情感依附基础之上的约束感"，也肯定有人不具备这种约束感。如果无法认识到这一点，就等于把有良知的人和世界上所有像梅布尔·莫纳汉一样的人置于危险之中。

如何不让良知被蒙蔽

我女儿五年级时有一次参加实地教学，我陪着她去看了一出叫作《通往自由的列车》的戏剧，这出戏讲的是哈丽特·塔布曼[○]和"地下铁道"的故事。我们乘坐一辆喧闹的大巴回学校的途中，一个男孩一直在捉弄另一个男孩，不停地打他，扯他的头发。有人告诉我，被打的那个男孩发育迟缓，也没有朋友，更不知如何保护自我。就在大人准备介入之前，坐在这两个男孩后面的一个小女孩拍了拍正在欺负人的那个男孩的肩膀说："住手！你的行为太可恶了！"

这个识别出反社会行为并且挺身而出的人是个年龄只有

○ 她是美国废奴主义者，杰出的黑人废奴运动家。她本人就是一个逃跑的奴隶，帮助过数以百计的黑人奴隶逃亡，被称为"黑摩西"或"摩西祖母"。美国废奴主义运动的领袖约翰·布朗称她为"塔布曼将军"。——译者注

10 岁、身高只有 1 米 2 的小女孩。那个被她斥责的男孩朝她吐了吐舌头，然后跳到了他朋友那边的座位上。她盯着他离开，然后平静地跟旁边的女孩接着玩石头剪刀布的游戏。

我们的成长阶段到底出了什么问题？为什么成年人不再对恃强凌弱的恶霸们说"住手！"？这些恶霸长大之后更加强大，可我们也在变强大啊。等这名健康的小女孩长到 30 岁，而且个头再长高半米的时候，她还会表现出同样的尊严和自信吗？她会成为另一个哈丽特·塔布曼吗？悲哀的是，从我们现在的育儿方式来看，这种可能非常渺茫。

我们在抚养幼儿（特别是女孩）的时候，会教育他们忽视自己的自发性反应，也就是我们教他们不要找社会的麻烦。[3]如果小孩子的自发性反应是用拳头或语言攻击别人，或是在商店里偷偷拿走喜欢的商品，或是在超市里侮辱一名排队购物的陌生人，那么教他们不要找社会的麻烦是正确的，也是必要的。但还有一种同样会被这个渴望避免冲突的社会压制下来的自发性反应，那就是喊"住手！"——一种源于天性的道德义愤之感。等到这个勇敢的小女孩 30 岁，当她再次面对其他人"卑劣"的行为时，或许就没有了大喊"住手"的自发性反应，甚至心里也不再有这样的想法。

在性别心理学家德博拉·考克斯、萨莉·斯泰伯以及卡琳·布鲁克纳合著的《女性的愤怒：临床与发展理论》（*Women's Anger：Clinical and Developmental Perspectives*）一书当中，记录了女孩（与女人）如何认知这个社会对她们发怒的各种反应方式。作者写道："她们（女孩和女人）所描述的与社会的互动大多包含了一种排斥，社会排斥她们或她们的愤怒，或者两者一并排斥。这种排斥具体表现在以批评或防卫反应直接攻击她们，或者是一种更为被动的方式，如忽略和轻视她们的担忧和感受。"而基于对青春期少女的研究，教育学家琳恩·迈克尔·布朗认为，我们所崇尚的理想女性特质对"沉默是金"有一种危险的鼓励。

为了摘掉阻碍我们生命质量的蒙在第七感上的眼罩，极大提高自己的身心状态，教育必须从孩子抓起。一部分健康的良知就能够用来对付无良。不管你以主动明确的方式还是以被动打击的方式教育女儿时，都会要求她必须忽视自己的愤怒，必须对别人友善，并且让她接受不要为捍卫自己或他人而挺身而出的观点，不管出于什么理由都不能找别人麻烦，那么你并不是在增强她的利社会感，而是在破坏它，因为她首先连自己都保护不了了。考克斯、斯泰伯以及布鲁克纳强调，"要求女性必须压制自己对他人的愤怒，这实际上是在剥夺女性发展成为独立个体的机会。"诚如琳恩·迈克尔·布朗所言，我们必须让她们知道，"即便是在压力最大的条件下，你也有选择主动拒绝、起身反抗的机会。"

不要把她置于煤气灯下。当她发现一个恶人在做一件可恶的事情，告诉她大声揭露这件事是对的。杰姬·鲁宾斯坦选择相信她的病人丹尼斯，而不是她危险的同事多琳·利特菲尔德。这是一个善良的、出于道德的选择。她掷地有声："你的行为太可恶了，住手!"尽管她这么大声会被身边很多见解力较差的人视为多管闲事。

对于男孩子的教育，杰出的儿童心理学家丹·金德伦和麦可·汤普森在二人合著的《该隐的封印：揭开男孩世界的残忍文化》中，记录了他们对"脆弱的父亲经常会采取一贯的防御反应来维护'父亲无所不知'的假象"这一频发现象的关切。[4]父母（尤其是父亲）的典型教育方式就是让他们的儿子不论如何都要服从权威，如果文化环境和政治环境出了问题（历史上就曾出现过这种充斥着病态律令的社会），那么这种教导很可能会断送子女的性命。我们能够理解父母希望子女养成尊重合法权威的心情，而且我们也认识到尊重合法权威对社会正常运作极为重要。但训练孩子养成一种反射性的、毫不质询的服从态度，是徒劳无益的。服从权威对于大多数没有受过训练的人来说都像是膝跳反射，而如果我们再强化孩子的这种条件反射的话，他们长大以后就无法抵抗任何怀有侵略意图或者具备反社会人格的"权威"。

更有甚者，在一个人还没有机会思考自己能否成为主宰自己的最佳权威时，在他还远远没能来得及提出"我确实愿意为了这个外在'权威'的个人利益出生入死吗"这样的问题之前，条件反射式的服从性就会夺去他的生命。

不过，我仍然认为我们如今已经处在了改变这种千年之久的教育方式的临界点上。人类过去为生存所迫，会教导子女不要破坏来之不易的成果，不要对事情产生太多的质疑，不要违反命令。生活艰辛而且处处充满危险，而挑战权威的孩童太容易死去。因此，一直到最近几个世纪，道德义愤对于我们教育出的孩子来说还是一件极为奢侈的事情，而且质疑权威还会让他们觉得生命将受到威胁。我们以这种方式教育了一代又一代人，然后在不知不觉中任由反社会人格者宰割。但现在，对于绝大多数生活在发达国家的人来说，生存已经不再是问题，我们就可以停手了，可以允许孩子发出质疑的声音了。等他们长大以后，就能够很有底气地对同样已经长大成人的恶棍说："你的行为太可恶了，住手！"

但我们这些已经长大成人、已经对自己本能忽略了几十年的人该怎么办？我们怎样才能避免"被置于煤气灯下"，又怎样辨别出我们周围那些没有良知的人呢？这正是下一章所关心的问题。这是个有趣的问题，而答案则相当出人意料。

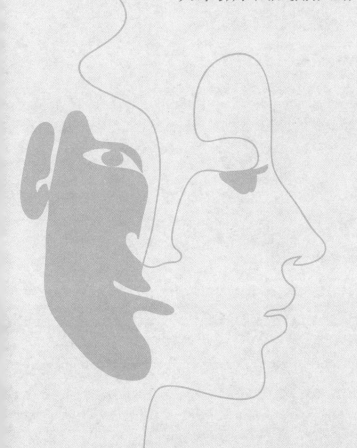

如何辨识残酷无情的人

沙漠里，一位老和尚告诫过一名旅人：上帝的声音和魔鬼的声音几乎无法分辨。

——美国著名人类学家、教育家洛伦·艾斯利我在职业生涯里最常被问到的一个问题就是："我怎样才能分辨什么人是可信的？"我的病人都曾遭受过心理创伤，他们中的绝大多数人都曾被其他人深深伤害过，所以他们自然更关心此类问题。而且，我觉得这个问题对于我们绝大多数人来说都非常紧迫，甚至对那些未曾遭受过严重心理创伤的人来说也是如此，我们都在努力想办法评估别人有无良知或有多少良知。我们尤为好奇跟自己关系亲近的人有多少良知；我们在认识一个很有吸引力的新人时，通常也会花很多心思对他的良知进行怀疑、揣测，甚至是一厢情愿地幻想。

不可信的人物不会穿着特殊的衬衫，额头上也不会写着"我不可信"。而我们在做涉及他人的重要决定时，所依据的也不过是自己的猜测，这导致我们做出的都是非理性的决策，而且很容易成为我们终生的迷信，例如"不能相信年过三十的人""千万不能相信男人""千万不能相信女人""千万不能相信任何人"，这些都是最常见的例子。我们想要一条清晰的、一条放诸四海而皆准的规则，因为"知道要提防什么人"对我们来说如此重要，但上述这些涵盖面太广的策略根本起不了什么作用，而且更糟糕的是，这些策略会为我们的生活带来焦虑和痛苦。

除了日久见人心这个办法之外，还真没有什么万无一失的决策规则或立竿见影的测试办法。认清这个事实极其重要，虽然这会让人感到不安。这种不确定性只是人类生存环境的一个侧面，除了个别极其幸运的人之外，我从来就没见过有谁可以完全应付这种不确定性。此外，想象存在一个有效的办法（一个人们至今无法想出的办法），就是在用有损人格、不公平的方式打击他自己。

谈到信任别人的问题时，我们都会犯错，而且有些信任错误比其他类型的错误更加严重。

我在前面说过，当有人问我关于信任的问题时，我的回复是既有好消息也有坏消息。坏消息是毫无良知的人真的是大有人在，这些人一点儿都不能信任。那 100 个人当中的 4 个反社会人格者或许就该被这样对待。好消息是，100 个人当中有 96 个人都会受到良知的约束，他们值得信任，因为他们做人正派、很有责任感，换句话说，他们做起事来跟你我差不了多少。我个人认为，第二个事实比第一个更为有力。令人惊讶的是，这意味着按照有利于社会的行为标准来判断，我们的人际关系大概 96% 都是安全的。

那么为什么这个世界看起来如此危险？我们如何解释晚间新闻报道的，甚至是发生在我们自己身上的可怕经历？世界到底怎么了？4%的人需要为发生在这个世界上以及我们身上的一切人为灾难负责，这种说法能够令人信服吗？这是一个很有趣的问题，这个问题可以用来修正我们对人类社会的众多假设。因此，我得再强调一遍，良知有着压倒性的力量，它持久不懈，有利于社会。除非是在精神错乱、极度愤怒、吸毒、遭到剥削或毁灭性权威人物控制的情况下，否则一个受良知约束的人不会（在某种程度上说是"做不到"）残忍地谋杀、强暴、折磨别人，或者窃取别人一生的积蓄、玩弄感情、随意抛弃自己的亲生骨肉。

你能做到吗？

当我们看到有人做出这样的事情时，不管是在新闻里还是在生活中，我们都不禁要问，这些人到底是谁？在极个别情况下，他们是精神错乱的人，或处于某种极端情绪的压力之下的人。有时候，他们是权益被严重剥夺的弱势群体，或是毒品滥用者，或是某个丧心病狂的领袖的追随者。但很多时候，这些人都不是上面提到的情况，更确切地说，他们是没有良知的人，他们是反社会人格者。

当然，我们在报纸上读到的那些被大家默默归结为"人类本性"的令人难以想象的恶劣行径（尽管这些事情令我们正常人震惊），其实根本没有反映正常的人性，如果我们认为这就是人性，那我们就是在自取其辱，认为自己道德败坏。主流人性虽然远称不上完美，却极大地受到了人际关系中约束感的支配，而我们在电视上看到的或是在生活中遭受的真正恐怖的事情，并没有反映出典型的人性。相反，这些行径是由冷酷无情和缺乏良知这些完全不同于我们天性中的东西造成的。

我想，接受这个事实对于很多人来说都有一定的困难。我们很难承认这样一个事实，即有些人天生就没有羞耻心，其他人却有，这在一定程度上可以归因于我称为人性的"阴影理论"的东西。阴影理论这个简单而又准确的概念说明，我们每个人都有从日常行为里未必看得出来的"阴暗面"。这保持了一种极端形式，即一个人能够做出或能够感受到的任何事，其他人也都能。换句话说，在一定的情况下（尽管我们很难想象到底是什么样的情况），任何人都可能变成诸如死亡集中营的指挥官一样的恶魔。讽刺的是，心地善良的好人通常最愿意支持这个理论的极端形式，即在某种异乎寻常的情况下，自己可能会变成杀人狂。去相信每个人都有阴暗面，比接受有些人一辈子都处在道德缺失的状态中，感觉上多了一些公平，少了一些责难（也让人少了些惊恐）。承认有些人确实没有良知，虽说在技术上与承认有些人很邪恶并不完全相同，但其接近程度足以令人感到不安。好人非常不愿相信有些人是邪恶的化身。

当然，尽管不是每个人都能成为集中营的魔头，但许多人（就算不是绝大多数人）都能够采取漠视态度来面对这种人的恐怖恶行，这要归功于心理否认、道德排他以及对权威的盲目服从。曾经有人问爱因斯坦，为什么我们会觉得自己居住的世界很危险，他答道："这个世界之所以危险，并不是因为恶人的存在，而是因为人们对恶行熟视无睹、袖手旁观。"

要对付那些卑鄙无耻之徒，我们首先得把他们辨认出来才行。所以，我们在日常生活中如何能够从 25 个人里分辨出一个没有良知、对我们的财产和福祉构成潜在威胁的人呢？确定一个人是否值得信赖通常需要很长时间的了解，而辨别一个人是否具有反社会人格则需要更久的时间，毕竟他们的额头上没写着自己是什么样的人。这个悲惨的两难困境不过是人类生存状态的一部分。但即便我们已经知道做出正确的辨识需要的是熟悉度，一个迫切的问题还是摆在我们面前，即"我如何分辨什么人可以信任？"或者更确切地说，"哪些人不能信任？"

我听病人诉说自己被反社会人格者侵犯，毁掉生活的故事已将近 25 年，而当我被问到"我如何才能辨别出哪些人不可信"时，我给出的答案往往会让他们大吃一惊。提问者自然会期待我能描述这些人罪恶行为的相关细节、肢体语言上的迹象或者能够让反社会人格者露出马脚的威胁性言辞。但我告诉他们这些特征都不可靠，最可靠的特征是"装可怜"。寡廉鲜耻的人并不是我们所想象的那样，要让我们感到恐惧，相反，他们需要博得我们的同情。

我在读心理学硕士的时候才第一次了解到这点，那时我得到了采访一位经过法庭认定的、被诊断为"精神病态"的罪犯的机会。这个人并没有暴力倾向，他喜欢用精心设计的投资骗局诈骗别人钱财。我非常好奇这个人以及他的犯罪动机（我当时过于年少无知，以为他这种人凤毛麟角），我问他："生命中最重要的东西是什么？你最想要的是什么？"我以为他或许会说"赚钱"和"出狱",这可是他花最多时间在干的事情。相反,他毫不犹豫地回答:"那很简单。我最希望别人觉得对不起我。我这辈子最想要的就是人们的同情。"

我大为吃惊,沉默了好久。我想如果他的答案是"出狱"甚至是"赚钱"的话我会更欣赏他。我也感到很疑惑,为什么这个人(为什么会有人)喜欢被人同情?更不用说他最喜欢的事情就是被人同情。我无法想象。但现在,在聆听了25年受害者讲述的故事之后,我意识到有一个绝佳的理由可以解释为什么反社会人格者喜欢装可怜。这个理由就像我们的鼻子一样显而易见,但不借助镜子的话又难以看见。这个理由就是,好人会放过一个可怜的谋杀犯,因此,如果反社会人格者想要继续他们的游戏,不管什么游戏,都该不断地装可怜。

好人的同情就像是一纸投降书,它比羡慕和畏惧来得更彻底。当我们心生怜悯的时候(至少在那一刻),我们是毫无防备的,就像许多能把人们凝聚成群体的正面而又基本的人性特征(如社会和专业角色、性联系、尊贤惜才的理念、对领袖的景仰),我们心生同情时情绪上的易感性,也会被那些毫无良知的人拿来利用攻击我们。绝大多数人都同意,赦免一个没有罪恶感的人是不应该的,可当一个人在我们面前扮出一副可怜相的时候,我们往往便会高抬贵手,放他一马。

当我们把同情和怜悯给予那些值得同情、遭遇不幸的人时,同情与怜悯才能体现出善的力量。但如果我们的这些情感总是被那些不值得同情的、经常做出反社会行为的人攫取,那说明一定是哪里出了问题，这是个潜在的、很管用的危险提示信号，但我们却经常忽略它。一个最容易辨识的例子或许是：一个天天打老婆、有反社会人格的丈夫坐在餐桌边，双手抱头，对被他打得鼻青脸肿的老婆哭诉，他没办法控制自己，自己很可怜，她一定得真心原谅他才行。这类例子多种多样、不胜枚举，有些甚至比这个暴力丈夫的例子更明目张胆，还有一些例子则几乎让人难以察觉。而对我们这些有良知的人来说，不管这样的情况有多无耻，都从情绪上为我们呈现出一个游戏拼图，拼图的背景（乞求怜悯）蒙蔽了我们对最为重要的图块（反社会行为）的认知。

回想起来，反社会人格者装可怜、博得同情的行为确实荒谬可笑而又让人不寒而栗。斯基普认为别人应该理解和同情他为何会做出折断某人手臂的事情；多琳·利特菲尔德把自己伪装成一个能够对病人的疾苦感同身受、工作超时的可怜虫；可爱甜美的芭芭拉·格雷厄姆在牢里向记者诉说，是这个社会剥夺了她好好照顾子女的机会。至于像我之前提到的纳粹集中营长官那样的人，在 1945 年"纽伦堡战犯法庭"开庭之前的审讯中，集中营的卫兵在证词里描述了负责焚尸场有多么可怕，气味多么难闻。[1]在英国历史学家理查德·奥弗里对几位集中营卫兵的采访中，他特别强调卫兵们都抱怨他们在执勤时连三明治都吃不下。

反社会人格者根本不在乎什么社会契约，但他们确实知道如何利用社会契约来为自己牟利。总而言之，我敢确定如果魔鬼真的存在，他也想让我们觉得他很可怜、很值得同情。

在判断什么人值得信任的时候请牢记，如果一个人一直在作恶，或者行为极度恶劣，但却总在你面前装出一副可怜相来博取同情，这就向你发出一个警示信号：他极有可能就是没有良知的人。虽然行为上满足这两个特征的人不见得就是杀人狂，甚至一点儿都不暴力，但你也不应该跟他们交朋友，跟他们有生意上的往来，请他们帮你照看孩子或跟他们结婚。

可怜的洛克

什么是社会契约最珍贵的一个构成要素？那爱情呢？以下是一个女人悄无声息的悲惨遭遇，一个永远不会在晚间新闻里出现的故事。

我有一个叫西妮的病人，她45岁，长相并不好看，留着一头脏兮兮、有些花白的金发，圆滚滚的腰身，从未有过魅力四射的感觉。但她智商很高，学术和专业成就斐然。她在家乡佛罗里达州的一所大学教书，在30岁之前就晋升为流行病学副教授，研究的是民间医药中的成分对人群的作用。她在结婚前周游了马来西亚、南美洲和加勒比海等地区。从佛罗里达州搬到马萨诸塞州之后，她成为剑桥市一个民族药物学集团的顾问。我最喜欢的是她温文尔雅的举止，以及思考和反思人生的方式。她给我留下印象最深的一件事情是，在我们简短的15次治疗过程中，她说话的声音总能够保持轻柔温婉。

西妮和一个名叫洛克的男人离婚了。离婚的官司害她花光了平生的积蓄，还让她负债累累，因为她必须确保自己得到儿子乔纳森的监护权。我认识西妮的时候，乔纳森已满 8 岁，而父母离婚时他才只有 5 岁。洛克之所以打这场昂贵的官司，并不是因为他多爱乔纳森，而是因为被西妮赶出那栋属于妻子的房子而心生暴怒。

那是一栋位于佛罗里达州南部的漂亮房子，有洛克钟爱的游泳池。

"我刚认识洛克的时候，他住在一间破旧的小公寓里，"西妮告诉我，"这一点就应该让我有所警惕，一个 35 岁男子，一个在纽约大学念完城市规划专业研究生的人竟然住在那样的地方。但我没理会这个信号。他说他很喜欢自己所在那个小区的游泳池。所以当他看到我拥有自己的游泳池时，变得欣喜若狂。怎么对你说呢？我的前夫是为了我的游泳池才和我结婚的。虽然这么说并不完全准确，但现在回想起来，这一定是他娶我的原因之一。"

西妮忽视了洛克的生活方式，以及自己的生活方式对洛克的吸引，因为她觉得自己找到了白马王子：一个聪明绝顶、魅力无限的 35 岁男人，没有老婆也没有前妻，爱好契合，而且对她还那么好。

"我必须说，他一开始的时候对我真的很好。他带我出去玩，总是送花给我。我还记得所有那些长盒子包装的天堂鸟花，还有那些橘子花。我得从外面买来很高大的花瓶才能放得下。

他说话很温柔，有种安静的魅力，所以聊得很投机。我想，他大概跟我一样也是学者型的吧。我刚认识他的时候，他正在做一个大学好友介绍的项目规划。他总是西装革履。实际上，我就是在大学里遇到他的。那是一个约会的好地方，你觉得呢？他告诉我，他觉得我们有很多相似之处，我想我信了他的话。"

几周之后，西妮了解到洛克自打20多岁起，就开始跟一个又一个女人同居，他总是住在那些女人的家里。而拥有自己的房间（即便一个很便宜的住处），也与他喜欢的生活方式背道而驰。但西妮忽视了这个信息，因为她已经坠入爱河。而她觉得洛克也爱上了她，因为洛克就是这么对她讲的。

"我是个土里土气的学者，从来都没有人对我如此浪漫。我或许应该坦诚这一点，那真是一段美好的时光。但可惜的是，那段美好太短暂了。不管怎么说……我那时是一个35岁土里土气的事业型女人，但突然间，我居然开始幻想一场一应俱全的浪漫婚礼。我之前从未这样想过，我的意思是，我总以为那是哄骗小女孩的愚蠢童话，那不是我这辈子可以奢望拥有的事情，但那一刻，我不仅有了这种想法，甚至还要计划实施。"

"至于他吃那些女人软饭的事实，我其实还会替他感到难过，你相信吗？我认为他是在寻找合适的人，而她们经常在利用了他一阵子之后就把他赶走。我现在算是明白了，但在那时我可真是不知道原因何在。我觉得他是多么寂寞的人。他说其中一个同居者实际上死于车祸。他讲述这件事情时泪如雨下，我觉得他实在太可怜了。"

他们认识六个星期之后，洛克就搬进了西妮的房子，8个月后，他们便结婚了。婚礼在教堂举行，场面盛大，然后是一场由女方包办的正式婚宴。

"婚礼的费用难道不都是由女方负担吗？"她挖苦地问我。

婚后两个月，西妮就发现自己怀孕了。她一直希望生个宝宝，但她也一直觉得自己永远都嫁不出去。如今，当妈妈的愿望就要实现了，她欣喜若狂。

"这一切对我来说就像是奇迹，尤其是宝宝在肚子里动的时候。我不断对自己说，肚子里面有个崭新的、之前从未出现过的生命，而我将用下半辈子来爱这个孩子。这太不可思议了。洛克明显不像我这么兴奋，但他还是说他也想要个小孩。他说他只是紧张。他觉得我怀孕以后就变丑了，但我那个时候以为他只是比大多数男人说话更诚实，很讽刺吧？"

"怀孕这件事让我太过高兴，以至于我没有去考虑早已得知的真相，不知这么说是否还有意义。我想我在怀孕期间就意识到这段婚姻会出问题。医生告诉我过了头三个月，基本上就没有流产的风险了，我把医生的话当作圣旨，到了怀孕的第四个月，我出去买了张婴儿床。我记得婴儿床送来的那天，洛克回家告诉我他辞职了。他就是这么做的，就好像他知道现在吃定我了。我就要生小孩了，所以我一定会把所有事情都打理好。我会在经济上支持他，因为我现在别无选择。他想错了，但我能够看出来他为什么会这样想。他肯定认为我会做任何事情来维持一个家该有的样子。"

当然，洛克不会把这番话对西妮、西妮的朋友或她的家人讲。洛克对他们说自己得了严重的抑郁症，严重到没办法上班，而只要有旁人在，他就陷入沉默，一脸忧愁，他把自己扮演成了一个抑郁症患者。让西妮更加困惑不解的是，有好多人告诉她，刚当上父亲的男人患上抑郁症是很常见的事。

"但我从来都不认为他患有抑郁症，"西妮告诉我，"就是有什么地方看起来不大对劲。我自己偶尔也会有些抑郁，而他的状况根本就不是这样。当有他真正想做的事情时，他马上就会变得很有精神头。还有一件事，虽然看起来很小，却很让我抓狂——他不肯就医。我跟他说，我们可以花点钱去看心理医生，或采取某种药物治疗。但他像是躲瘟疫一样，对这个建议避之唯恐不及。"

乔纳森出生以后，西妮休了两个月产假而没有再去教书，这意味着一家三口都待在家里，因为洛克不上班。但洛克懒得看他的新生儿子一眼，不是在游泳池边看杂志，就是跟朋友出去鬼混。新生儿本来就很爱哭闹，而当乔纳森哭闹的时候，洛克就会很生气，有时甚至大发雷霆，要求西妮想办法让孩子安静下来。

"他装得就像是一个受苦受难的人，我觉得这样说他再贴切不过了。他会捂住耳朵，做出一副深受折磨的表情，在屋子里踱来踱去，好像孩子这么哭只是为了给他添麻烦。我想他觉得我应该为他或诸如此类的事情表示抱歉。真是令人毛骨悚然。我做的是剖腹产，一开始确实很需要帮助，但到最后我只希望不要有人来烦我和宝宝就好。"

而当初说初为人父容易患上抑郁症的那个人，现在告诉西妮："刚做爸爸的人有时候会对新生儿感到很不习惯，因此会有一阵子躲得远远的。"他们坚称需要用同情和耐心来对待洛克。

"可是洛克并不是他们所说的那种'离新生儿远远的'，他根本就是漠不关心。或许乔纳森对他来说就像一捆破布，一捆烦人的破布。尽管如此，你可能不知道，我还是会相信那些人的话。我愿意相信，如果我能够给他足够的理解、足够的耐心，一切都会好转的。最终，我们会拥有一个真正的家庭，我实在太渴望相信这一点了。"

休完产假以后，西妮回到工作岗位，而洛克继续在游泳池边闲着无所事事。西妮从家政服务机构找到一名白天帮她带孩子的保姆，因为洛克摆明不会照顾乔纳森。几周后，年轻的保姆对西妮说，爸爸总是在家，却从来都不理小孩，这让她觉得很"奇怪"。

"我不理解为什么他从来都不看他的儿子，哪怕一眼。他没毛病吧，夫人？"保姆很小心地向西妮询问。

一脸尴尬的西妮把洛克的借口稍做变化后跟保姆讲："他现在正经历人生中的一个困难期。你可以假装他不在家，这样你就会感到好过一些。"

西妮说，那名年轻的保姆透过小房间的玻璃门望向游泳池，看到轻松悠闲、晒了一身棕色肌肤的洛克坐在游泳池边享受佛罗里达州下午的时光。保姆把头侧向一边，想必觉得这件事匪夷所思，轻声说了一句"可怜的男人。"

西妮告诉我："我永远都记得那句'可怜的男人。'可怜的洛克。我有时候对洛克也有这样的感觉，尽管我自己也很可怜。"

但真相是西妮嫁的人根本就不是"可怜的洛克"，他并不是得了抑郁症的新手爸爸，也不是正在经历人生的困难时期。确切地说，他是反社会人格者。洛克对别人没有义务感，而且他的行为（尽管没有出现肢体暴力）反映出了这个危险的事实。在洛克看来，社会规范和人际期望存在的目的就是满足他的自身利益。他告诉西妮他爱她，后来发展到结婚，但他这么做的主要目的其实是为了吃软饭，为了享用西妮辛苦赚来的钱和舒适的生活。他利用妻子最珍贵最私密的梦想来操纵她，他在情绪上忍住对儿子的厌烦，只是因为妻子会看在孩子的面子上接受他的存在。否则他才不会理睬自己的亲生儿子。

没过多久，他也不再搭理西妮了。

"你就像是在收留一个借宿者，一个你并不喜欢也不付房租的人。他就赖在那里。大多数时候我们都是井水不犯河水，一边是我和乔纳森，另一边是洛克。我真的不知道他大多数时间都在干什么，他有时候会离家一两天，我不清楚他去了哪里，我已经不再在乎这件事了。有时候，他的朋友会来喝酒，从来都不会提前说一声就跑来家里，这给我带来很多麻烦与不便。而且他的电话费高得惊人。但大多数时候，他都是坐在游泳池边。天气不好的时候，他会进屋看电视或打电脑游戏。你知道的，就是十三四岁的男孩子爱玩的那种游戏。"

"哦，我差点儿忘了提，有好几个月他在收藏石版画。我不知道他为什么会对石版画感兴趣，但有阵子他确实着迷于此。他会买新画，这些画价格很贵，然后他会像个孩子似的把东西拿来给我看，就好像我们之间没发生过任何不对劲儿的事情，而他很想让我看看他的艺术收藏新品。他肯定收藏了 30 多幅画，却从来不会给它们装上画框。然后有一天他突然就对石版画失去了兴趣，不再做这件事。戛然而止。"

反社会人格者有时会表现出短暂而强烈的热情，如嗜好、计划、跟人交往，但不会做出承诺，也不会有后续发展。这些兴趣貌似来得快去得也快，而且没有任何理由。

"我有了丈夫和新出生的儿子。这应该是我这辈子最幸福的时刻，却也是我这辈子最悲惨的时刻。我下班回家后很疲惫，保姆会跟我说洛克一整天连瞧一眼乔纳森都没有，而不久后我的丈夫也开始厌恶我，以至于我甚至不能睡在卧室里。我实在羞于开口跟你讲这件事，我在自己家里的客房睡了一年之久。"

总的来说，西妮对我讲述自己的遭遇时，她觉得最难的地方是这些遭遇有种难以启齿的痛。如她所说，"你无法想象坦承这些事情会感到多丢脸，即便只是向自己坦承嫁错了人。但我结婚时已经不是孩子了，我已经35岁了，更不用说我都环游世界好几遍了。我对这些事情本该看得更清楚，但我就是浑然不觉。现在想想，当时周围还真没有一个人发觉此事。这段日子以来，每个人都跟我讲，他们做梦也想不到洛克最后竟然是这样的人。大家对'洛克到底出了什么问题'有自己不同的理论。如果这件事没有给我造成那么大的羞辱，它可能还是一件乐事。朋友们说法不一，从精神分裂症到注意缺陷障碍，说什么的都有。你能想象吗？"

毫无意外，没人看出洛克是个没有良知的人，而这正是他不想对妻儿履行义务的原因。洛克的行为模式不符合大家对反社会人格者的印象，他甚至连非暴力型反社会人格者都不像，因为洛克是一个很消极的人，尽管他智商很高。他不会为了取得权力或财富就能干出割断别人喉咙的事情。他不是企业大鳄，也肯定不是油嘴滑舌、活力四射的斯基普。他连当骗子的活力都没有，更没有打劫银行（或邮局）的勇气。他就不是个行动派。事实上，他是个得过且过的人，没什么野心，最大的追求不过是偷懒混日子、不用工作、有人养他，给他提供舒适的生活。而为了达到这个很普通的目标，他可是费了一番力气。

而西妮最后又是怎么识破他的残酷本性的呢？那就是，她发现洛克在装可怜。

"即便在那个实在惨不忍睹的离婚之后，他还是来我这里转悠，几乎每天都贱贱地来一趟。他找了一间很破烂的小公寓，他一直睡在那，但他白天就会跑来我的房子。我知道自己不该让他来，但我觉得有点对不住他，他对乔纳森也展现出了一点点关心。乔纳森从幼儿园坐校车回家的时候，洛克有时候会去接他，陪他一起走回家，教他游泳或者其他的事情。我对这个男人已经毫无感觉。我真的是再也不想见到他了，但我也没有出去跟别人约会，就好像一朝被蛇咬，十年怕井绳，不是吗？我觉得如果乔纳森能够多了解一下他的爸爸，能够得到来自父亲的少许关心，或许是件好事。我当时以为，如果我的孩子能够获得哪怕是一小部分的父爱，被他骚扰我也忍了。"

"嗯，但我错了。我姐姐一语点醒梦中人。她说，'洛克对乔纳森根本就没有感情。他只对你的房子情有独钟。'天啊，她说得太对了。但那时我没办法摆脱他。情况变得很糟糕、很复杂、很……恐怖。真的是令人毛骨悚然。"

她打了一个寒战，深深地叹了一口气，然后继续往下说。

"乔纳森上一年级的时候，我终于意识到得把洛克永远赶出我和孩子的生活，否则我们的生活将永无宁日。不……呃，我是说'快乐'。当某个人对你毫不关心时，留他在身边一定会把你的生活搞得鸡犬不宁、毫无快乐。他就是这样阴魂不散。他会跑进来或跑到游泳池旁，把自己弄得很惬意，就好像他还住在这里一样，而这让我感到很郁闷，相当紧张。我会待在屋子里，拉下窗帘，以为这样他就不会出现在我的视线里。这么做太疯狂了，然后我意识到乔纳森的精神也受到了很大影响，他也不希望洛克出现在身边。"

"所以我要求他离开。我要是到别人家里，人家要我离开的话，我肯定不会赖着不走。如果是你，你也会这样做吧？哪怕只是为了自己的尊严。但洛克可不是这样的人。他就像没有听到我讲的话一样，这种情况真的很可怕，有时他会离开一阵子，然后若无其事地回来。这让我非常生气，我不能保持心平气和，我大喊叫他滚出去，或者警告他我会报警。你知道他后来是怎么做的吗？"

我说："他利用了乔纳森。"

"没错，但你怎么猜到的？他确实在利用乔纳森。例如，我们三个都在游泳池旁的时候，洛克就会开始哭。这个男人的眼睛里还真的泛起了泪花。我记得接下来他拿起用来打捞游泳池水面污物的网，开始打捞脏东西，把自己弄得像一位为帮助他人而不惜受苦受难的殉道者。我这辈子都不会忘记这一幕，乔纳森也开始流泪，他说：'噢，可怜的爸爸。我们非得把他赶走吗？'"

"然后洛克看着我，盯着我的眼睛，就好像我这辈子从来没见过他一样。他看起来像变了一个人似的。他的眼神是我见过的最可怕的眼神，冷得像冰，而这实在很难解释。然后我突然意识到，这在洛克的心里完全就是某种控制游戏。这就是某种游戏，而我输得很惨。我惊呆了。"

游泳池旁发生了那一幕之后的一年内，西妮辞掉了大学里的职务，带着乔纳森从佛罗里达州搬到了她姐姐所在的波士顿，把洛克甩在了2400千米之外。几个月之后，她开始接受我的简短治疗。她需要解决这段婚姻给她带来的一些后遗症，尤其是她因嫁给洛克而产生的自责心理。她是个恢复力超强的人，我有足够的理由认为她现在的生活一定比之前幸福多了。她有时会开玩笑地说，就洛克给他带来的问题而言，"地理治疗"就能够见效，尽管她心里清楚，原谅自己是一个漫长且较为复杂的过程。

西妮现在已经相当清楚她的前夫就是一个毫无良知的人，这个新的看法对她很有帮助。她现在最担心的是她8岁大的儿子乔纳森会变得情绪脆弱。我上一次见到西妮的时候，她告诉我，乔纳森现在还是会满眼泪光地跟她讨论佛罗里达州的事情，还会觉得自己对父亲有多么歉疚。

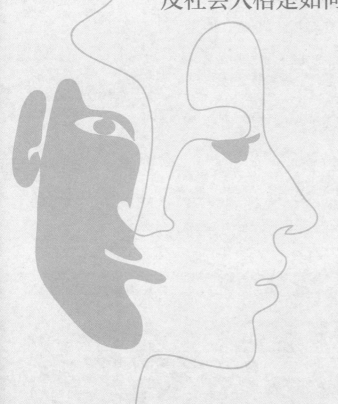

无罪感的病因：

反社会人格是如何炼成的

自从青春期以来，我就在疑惑为何有这么多人以羞辱别人为乐。但另一点显而易见，仍然有人对别人的痛苦感同身受，这也证明了想要伤害别人的冲动并不是普遍的人性。

　　——著名儿童心理学家艾丽斯·米勒

洛克、多琳以及斯基普在很多方面都大相径庭。洛克好逸恶劳，喜欢混日子，并设法赖上某个有责任感的"朋友"或家人来为他打理一切；多琳嫉妒心重，长期不满现状，她会花很多心思打压别人，以便让自己显得比别人厉害；而斯基普渴望统治世界，他这么做当然是为了自己的利益，而且也是一种浮夸的娱乐自己的形式。但这三个动机迥异的人却有一个共同特点：为了满足个人野心，他们什么事情都干得出来，而且没有一丝负罪感。他们每个人想要的东西都不一样，但他们的获取方式却如出一辙，也就是说，他们做起事来毫无廉耻。斯基普违反法律，毁掉别人的前途和生活，反倒觉得无所谓；多琳用谎言编织了自己的人生，她为了让同事难堪，不惜去折磨无助的病人，而且丝毫没有感到不自在，一点都不觉得自己该对此负责；为了找人照顾自己，为了不用付租金的房子和游泳池，洛克便会迎娶一位他并不爱的、渴望拥有家庭的正直女人，然后他会偷走儿子童年的快乐来维持自身儿童般的依赖性，他在做这些决定的时候根本就没有犹豫，更谈不上会为负罪感所困。

上述这些人都不曾拥有建立在情感依附上的第七感。同时，可悲的是，他们身上的这种共性并不能让他们成为罕见的一类人，但确实能从根本上把他们与有良知的人区别开来。上述这三个人都属于同一类人，他们的显著特征就是缺乏良知，从个体如何认知环境以及如何过活人生而言，这个特征要比其他所有的人性特征，甚至性别，都更为突出。多琳跟这个世界上任何一个有良知的女人都不大相像，反倒是跟斯基普或洛克更为相像，而少言寡语的洛克与野心勃勃的斯基普比较相像，他们跟任何一个受到良知约束、秉性各异的人都不一样。

是什么东西在无形中不可思议地对人类进行了这样深度的划分？为什么有些人没有良知？反社会人格是如何炼成的？

就像人类诸多的其他特征一样（不管是生理的还是心理的），主要的问题是，这到底是先天造成的，还是后天形成的？这个特征是生来如此，还是环境所致？对于绝大多数复杂的心理特征而言，答案很可能是"均有"。换句话说，人类在胚胎期就已经开始呈现出某种特征的倾向，但环境会对这个特征如何表达进行规范。我们所认为正面或负面的特质都是如此。例如，智力水平貌似取决于遗传因素，但在一定程度上也会受到精心设计的环境因素的影响，比如父母的关怀、早期的激励、营养甚至是出生顺序。反社会人格这个毫无疑问更为负面的特征，其成因也脱离不了"一个巴掌拍不响"的范式。研究表明，先天和后天因素对反社会人格的形成都有影响。

心理学家很久以前就已经了解到，人类性格的许多层面（如外向或神经质）在一定程度上都受到遗传因素的影响。"比较同卵或异卵双胞胎"的研究就提供了很多这方面的科学证据。这类研究的前提基础是同卵双胞胎拥有同样的成长环境以及完全相同的基因，而异卵双胞胎虽然生长环境一样，但基因只有一半是相同的。科学家们推断，对于任意给定的特征，如果同卵双胞胎之间的关联性（相似性）比异卵双胞胎更为显著，这就说明该特征至少受到了某些遗传因素的影响。

研究人员把同卵双胞胎关联性与异卵双胞胎关联性之间的差值加倍，用这个数字来表示由遗传因素引起的变异量。这个数字被称为该特征的"遗传率"，而有关双胞胎的研究表明，通过问卷调查所确定的个性特征（比如外向、神经质、刚愎自用、共情等）的遗传率为35%～50%。[1]换句话说，关于双胞胎的研究表明，我们绝大多数可测量的性格特征，有35%～50%是与生俱来的。

遗传率的研究包括关于反社会人格的重要信息。有一系列类似的研究都采用了明尼苏达多项人格测验（Minnesota Multiphasic Personality Inventory，MMPI）中的精神病态量表（Psychopathic Deviate scale），该量表包含了一些依照统计规律设计的多选题，可以用于筛选反社会人格者。[2]明尼苏达多项人格测验包含了好几个效度量表，其中就有可以判断受测者有没有诚实回答的"谎言量表"。在这些研究中，总体来说，同卵双胞胎使用精神病态量表得到相同分数的可能性是异卵双胞胎的两倍或者更高，这强有力地表明遗传在"精神病态"模式中至少扮演了某种角色。

1995 年，一项重要的长期研究发表了研究结果，这项研究调查了越南战争期间在美军服役的 3226 对男性双胞胎身上存在和缺失的反社会人格特征。[3] 研究人员采用了同样的数学模型，发现有 8 项反社会人格症状及其缺失都跟遗传有很大关系。按照理论上的遗传率由高到低排序："不遵守社会规范""有攻击倾向""莽撞""易冲动""拖欠债务""经常换工作""一向不认同一夫一妻制"以及"缺乏悔意"。其他一些研究也发现了反社会人格者"不友善""缺乏责任心""不规避伤害"，而"友善""责任心"以及"规避伤害"这些人格维度都跟基因有关。[4]

长期性研究"得州收养计划"（the Texas Adoption Project）现已开展了 30 多年，调查了 500 多名被收养的儿童。[5] 这项研究通过比较已经长大成人的被收养儿童和他们亲生父母以及养父母的差异，考察了被收养儿童的智力以及包括"精神病态"模式在内的各种性格特征的形成。"得州收养计划"报告指出，从被收养儿童的精神病态量表得分来看，相较于他们的养父母，被收养儿童跟他们从未谋面的亲生父母更为相像。从这项研究中估算出的遗传率大约为 54%，而有趣的是，"精神病态"遗传率与其他研究针对更为中性的性格特征（性格外向、共情等）普遍得出的 35% ~ 50% 的遗传率相符。[6]

反复开展的遗传率研究得到了同样的统计结果，这引发了一定的社会和政治反响，即一个人是否具有反社会人格特征在一定程度上由基因决定，最多可能有 50% 的影响来自先天。这项研究结果的挑衅之处在于，它表明在人们呱呱落地之前，甚至是在受孕那一刻，像多琳、洛克和斯基普这样的人就已经有了爱撒谎、莽撞、不忠和缺乏悔意的倾向。如果我们所说的遗传率指的是运动能力、内向性格，甚至双相障碍或精神分裂症的话，它还不至于让我们感到如此震惊。但讲到反社会倾向的遗传率时，问题就会显得特别严峻，尽管这些研究采用的是同一种统计方法。

我们必须指出重要的一点，这种极为复杂的性格特征不太可能由单一的基因决定，而一定是寡基因性的，意思是说由许多基因共同作用所导致。但目前还不清楚这些基因如何形成大脑机能进而控制人的行为。从一个人的 DNA 开始，到最终形成诸如"欠债不还"这种多层次的行为概念，需要经历一个综合了生化、神经以及心理等多方面因素的漫长而复杂的过程，研究起来难免令人望而却步。

但我们已经从研究中找到了一些比较突出的线索。从 DNA 到"多层次的行为概念"这个链条上，我们在"神经生物学行为"这一环节得到一个重要发现：反社会人格者的大脑皮质机能异于常人。我们通过对"人类如何处理语言"的研究，得到了一些有关反社会人格者皮质功能的非常有趣的信息。[7]研究结果表明，在脑电活动的层面上，正常人对情绪性词汇（如爱、恨、舒适、痛苦、欢乐、母亲等）的反应比对情绪中立的词汇（如桌子、椅子、15 岁、后来等）的反应更迅速、更强烈。如果让我在词和非词之间做选择的话，我从"听聆"（英文"聆听"的错误拼法）与"恐怖"中辨识出"恐怖"，要比从"窗户"和"头码"（英文"码头"的错误拼法）中辨识出"窗户"快得多，我是说快上几毫秒。我对"恐怖"这个情绪词汇的反应，可以通过记录我大脑皮层上一种叫"诱发电位"的微弱脑电反应来测得。这类研究表明，相对于与情绪无关的词汇来说，正常人的大脑更容易注意、记忆、辨识与情感有关的词汇。相对于"看"，我们会更快认出"爱"，而且会在我们的大脑中产生更大的"诱发电位"，就好像"爱"这个字比"看"包含了更重要、更有意义的信息。

但以反社会人格者为实验对象之时，这个测验就得到了不同的结果。从反应时间和大脑皮层上的诱发电位来看，反社会人格实验对象在这些实验中对情绪性词汇的反应和非情绪性词汇相差无几。"啜泣"或"亲吻"等词在他们大脑皮层诱发的电位并不高于"坐下"或"目录"等词汇诱发的电位，情绪性词汇和其他词汇一样，对他们来说并没有更多含义，也没有被他们的大脑深度编码。

在单光子发射计算机断层成像（脑部显影技术）的相关研究里，当反社会人格实验对象在做情绪词汇辨别时，相比其他实验对象，他们的大脑有更多的血液流向颞叶部位。[8]当我们尝试解决一道略有挑战性的智力题时，为了集中注意力，我们脑部供血便会增加。换句话说，反社会人格者在努力完成情绪词汇的辨别的任务时（这对正常人来说几乎可以在瞬间完成），他们的生理反应就跟求解一道代数题差不多。

综上所述，这类研究表明，反社会人格者的大脑皮层对情感刺激的处理异于常人。尽管目前尚不清楚这种异常是如何发生的，但很有可能是遗传性的神经发育差异导致的，而抚养方式、文化因素可能会稍微减轻或严重恶化这种异常。反社会人格者与普通人之间依旧神秘莫测的心理差异至少与这种神经发育差异脱不了干系，这相当可怕。光是缺乏良知就已经足够悲剧了，而反社会人格者还不仅是如此。反社会人格者没有能力处理包括爱与关怀在内的情感经历，除非这类经历像冰冷的智力问题一样能够计算。

良知并不只是负罪感和悔意的呈现，它建立在我们体验情感的能力以及情感依附的基础之上，反社会人格者也不只是单纯地缺乏负罪感和悔意。反社会人格者缺乏一种能力，他们没办法拥有和感受真实的（无法计算的）情感经验，因此也无法与他人建立起真实的（无法计算的）关系。简单地说，这可能让人有点不悦：道德感缺失的成因比较深刻，拥有良知也是如此，如果没有爱的能力就不可能拥有良知，而反社会人格者根本就是没有爱的人。

反社会人格者就是"无法遵守社会规范""一向不遵守一夫一妻制"或"拖欠债务"的人，直接的原因是，任何形式的责任感都是一个人对其他生命或生命群体的感受，在情感上在乎这些生命。而在反社会人格者眼中，我们根本就无关紧要。

反社会人格者的本质是冷酷无情的，他们像是在冷静地下一盘棋。他们这种人的行为跟一般人的两面三刀、自恋甚至暴力不同，因为一般人的那些行为都满载着情绪的热度。如果有必要，绝大多数人都会选择撒谎来保住自己家人的生命。虽说有点老生常谈，但不得不指出，黑帮成员（与具有反社会人格的老大相反）可能对帮派里的兄弟都很忠诚、很讲义气，而且对母亲和兄弟姐妹们都很体贴照顾。但斯基普甚至在小时就展现出了对其他人的冷漠，多琳·利特菲尔德医生无力关心她的病人，而洛克甚至没办法爱他的妻子和亲生儿子。在这种心智结构里，其他人（就连"朋友"和家庭成员）最多也就是他们利用的棋子。爱对于他们来说，是绝无可能的，甚至当他人展示出爱意的时候，他们也是不会理解的。

反社会人格者能够真正感受到的唯一情感，貌似只是由即刻的生理痛苦和愉悦或短期的挫折和成功引起的所谓的"原始"情感反应。挫折可能会让反社会人格者生气或暴怒；而在掠夺中获得成功，赢得猫捉老鼠的游戏（例如，多琳成功地戏耍詹娜，让她跑过泥泞不堪的医院草坪），特别能够引发他们好斗与兴奋之情，让他们从中获得"一阵"愉悦的感受。这些情感反应很少能够持续很久，它们被定义为"原始的"神经反应，因为这些情感反应源自进化程度比较"原始的"脑缘系统，就像其他所有情感一样。但这些反应与"更高级的"情感不同，它们并不受大脑皮层机能的调节。

作为与反社会人格的对比，自恋这种情况格外有趣而且很有启发性。可以这样打个比方：自恋相当于半个反社会人格。甚至在临床上被认定为自恋患者的人也都能够像其他人一样强烈地感受到绝大多数的情感，从罪恶感到悲伤，从不顾一切的爱到激情。而他们缺失的一半是了解他人感受的重要能力。自恋的问题不是缺乏良知，而是缺乏共情，而共情是感知他人情感从而做出恰当反应的能力。从情感上来说，可怜的自恋者对自己以外的人和事不以为然，就好像是一团面，任何外界的输入都会被他弹回，像是什么都没发生一样。与反社会人格者不同，自恋者通常会陷入心理痛苦之中，有时候还会主动寻求心理治疗。当自恋者寻求帮助时，需要解决的一个基本问题是让他知道，之所以他跟别人的关系比较疏离是由于缺乏共情导致的，因此他才会感到困惑、被抛弃和孤独。他会思念自己所爱的人，却没有好的办法让他们回到自己身边。相比之下，反社会人格者则不会在乎别人，因此当别人疏远或离开他时，他也不会产生想念之情，或许他后悔的只是损失了一个有用的工具。

反社会人格者有时会为了达到某种个人目的而结婚，但他们从来都不会因为爱而结婚。他们无法真正地去爱自己的配偶、孩子或宠物。临床医师和研究人员曾经指出，对于更高级的情感而言，反社会人格者"知道歌词的意思，却感受不到音乐的美妙"。他们必须学习如何去表达和流露情感，就像你我学习第二语言，也就是说，他们得通过观察、模仿和练习才能做到。就像你我经过练习或许就能把其他语言说得很流利，聪明的反社会人格者也能熟练掌握"会话情感"的表达。其实做到这点并不太难，比美国人学习法语或汉语容易多了。只要是能够观察（即便从表面上）人类行为的人，或是能够阅读小说、欣赏电影的人，就能学会表现出浪漫、风趣、仁慈的气质。实质上，任何人都能学会说"我爱你"，或是表现出兴奋之情然后说："哦，我的天啊！这是一只多么可爱的小狗啊！"但并不是所有人都能体会到这类行为背后蕴藏的情感。反社会人格者从来都体会不到。

抚养方式

尽管如此，我们还是能够从诸多针对人类性格的研究里得知，遗传因素和神经生物学上的差异不完全决定一个人的命运。生命的遗传基因就像一块未经雕琢的大理石，早在我们出生之前就有了，但在我们呱呱坠地以后，这个世界就拿起了刻刀，对我们进行雕刻，不管我们天生是哪块材料。遗传率的研究告诉我们，生物学上的影响（特别对反社会人格而言）最多只占一半。除了遗传因素，环境因素也能促成良知缺失，尽管我们目前依然不太明确这些影响到底是什么，但接下来我们也会探讨这一点。

在推测社会因素对反社会人格形成的影响时，我们凭直觉立即就会想到童年受虐。或许有些在遗传和神经方面具有反社会人格倾向的人最终会变成反社会人格者，而其他人却不会，因为成为反社会人格者的人可能小时候遭受过虐待，从而恶化了他们的心理状态，甚至影响到他们早已零落不堪的神经机能。毕竟我们已经确定，童年受虐会造成很多其他的负面后果，其中有普通的（与反社会人格无关的）少年犯罪和暴力、成年后的抑郁症、自杀、解离症以及意识割裂、厌食症、慢性焦虑症以及药物滥用。心理学和社会学方面的研究结果毋庸置疑地向我们表明，童年受虐对人类心理有很严重的毒害。

但把反社会人格归咎于早年受虐也不妥当，因为不同于与反社会人格无关的青少年犯罪以及普通的暴力行为，目前还没有令人信服的研究结果可以佐证反社会人格的核心特征（缺乏良知）与童年受虐有关。而且，反社会人格作为一个群体，并没有因童年受虐引起的悲剧后果（抑郁和焦虑）而饱受折磨，而我们从积累下来的大量重要研究证据中了解到，早年受到虐待的幸存者，不管他们有无触犯法律，都可以预见日后将会遭受这些负面结果的折磨。

事实上，已有证据表明，反社会人格者受早期经历的影响要小于正常人。[9] 例如，在罗伯特·黑尔的一项研究中，他用自己开发的精神病态检测表对美国监狱中的囚犯进行了诊断和统计分析，他发现对于那些诊断出精神病态的囚犯来说，童年时期的家庭生活质量对他们的犯罪时间并没有影响。不论他们的家庭生活是否稳定，精神病态囚犯第一次上法庭的平均年龄是14岁。相较之下，并未被确诊出精神病态的囚犯（也就是基本人格结构十分正常的那些囚犯）初次犯罪年龄跟家庭背景的好坏有很强的关联。过去拥有稳定生活的囚犯第一次上法庭的平均年龄是24岁，而家庭背景问题重重的囚犯第一次上法庭平均是 15 岁左右。换句话说，贫困的家境会孕育并催生普通的犯罪行为，这正如我们所料，但残酷无情的反社会人格者的犯罪行为都是自己一手造成的，而且犯罪时间也是他们自行安排的。

我们依旧在寻找影响反社会人格形成的环境因素，但很多研究人员已经从研究童年受虐本身转向研究依附障碍。正常的情感依附是与生俱来的，它由脑部的一个系统控制，让婴儿天生就能够亲近父母或任何在一旁照顾他们的人，由此让生平第一个人际关系得以建立。生平第一个人际关系的重要性不仅在于可以让婴儿存活下来，还在于它能够让婴儿尚未发育成熟的脑缘系统"使用"成人大脑的成熟机能来组织自身。当父母对婴儿投入感情的时候，婴儿的正面情感（如满足和高兴）便会得到鼓励发展，而潜在的负面情感（如挫败感和恐惧）就可以得到缓解。这种做法能够让婴儿获得秩序感和安全感，最终会深深印在婴儿的记忆当中。借用约翰·鲍比在其文章《依附与失落》(*Attachment and Loss*) 中的话，它为婴儿的世界提供了一个"安全基础"(secure base)。[10]

研究表明，婴儿期获得足够的情感依附会带来许多令人愉快的结果，包括情感自我调节的健康发展、自传式记忆以及对个人经历和行动的反思能力。[11] 最重要的一点也许在于，婴儿期的情感依附让个体在日后与他人的情感纽带得以建立。情感依附最早在婴儿 7 个月大时开始形成，而绝大多数婴儿都能够成功地依附于第一个照顾他们的人，从而发展出这些重要的能力。

情感依附障碍是一种悲惨的情况，如果一个人在婴儿期的时候，因为父母不称职（比如父母有严重的情感障碍）或是因为总是独处（比如在过去的孤儿院里）而破坏了情感依附，便会罹患此类障碍。有严重情感依附障碍的儿童和成人（他们在生命的前7个月中未能建立情感依附）没办法与他人建立情感纽带，因此生不如死。在极端的案例中，就像是在19世纪与20世纪初期在美国那些卫生状况超级良好的孤儿院里所发现的，为了达到完全无菌的理想状态，从来都没有跟人类接触过的婴儿，实际上相当容易夭折。那些婴儿全部离奇地患上一种希腊语中叫作marasmus（意思是"日益消瘦"），现在称为"非器质性发育不良"的疾病。孤儿院中没有接触过人类的婴儿几乎全部死亡。近几个世纪以来，发展心理学家和儿科医生已经弄清楚，拥抱、抚摸、亲吻和对婴儿讲话的行为至关重要，而如果没有这么做，后果会令人心碎。

在20世纪90年代早期收养罗马尼亚孤儿的大潮中，西欧和美国（讽刺的是，这两个地方是世界上最不喜欢身体触碰的社会）的许多家庭都经历了情感依附障碍所带来的悲伤和失落。1989年，罗马尼亚政权更迭，数百家孤儿院的可怕照片终于呈现在世人面前。这些孤儿院里孤儿和看护者的比例是40∶1，而且生活条件很不卫生，除了给这些婴儿和儿童提供活命的食物之外，就不会再管他们了。

最仁慈的对策似乎是让富裕的外国人尽量多收养这些孤儿。西欧和北美的好心人把罗马尼亚孤儿带回家，满怀爱意地要把他们抚养长大。可是后来法国巴黎的一对夫妇发现，他们

10个月大的可爱的罗马尼亚女婴无法接受家人的安抚，当他们试图抱她的时候，她只会放声大哭。[12]一对温哥华的夫妇走进他们3岁大的儿子的房间时发现，这孩子刚刚把出生不久的小猫摔出了窗外。美国得克萨斯州的一对父母收养的这个5岁的儿子整天盯着墙角，他们到最后不得不承认自己对改变此事无能为力，而且这个孩子偶尔会在半夜趁着大家熟睡时，恶意攻击其他孩子。因为在婴儿期完全被剥夺了情感依附，这些被解救出来的孩子大都失去了爱的能力。

2001年6月，罗马尼亚新一届政府颁布了一道禁止外国人收养本国孤儿的禁令。他们这么做的理由并非出于人道关怀，而是出于政治和财政上的考量。欧盟不久前刚刚宣布，一贫如洗的罗马尼亚因其孤儿的大量输出，已经沦为"儿童贩卖市场"。除非罗马尼亚当局终止这个在政治上不正确的海外收养活动，否则罗马尼亚无望加入当时已有15个成员国且经济繁荣的欧盟。在本文撰写时，已有超过4万名儿童（相当于一座小城市的人口）仍旧住在罗马尼亚的孤儿院里。

尤其是在罗马尼亚孤儿危机曝光以后，心理学家开始猜测情感依附障碍是否是反社会人格形成的环境根源。二者的相似之处非常明显。有情感依附障碍的儿童性格冲动、冷酷无情，对父母、兄弟姐妹、玩伴和宠物还会时而表现出危险的暴力倾向；他们有偷窃、故意破坏和纵火倾向；在少年阶段常进拘留所，而成年后就会被关进监狱，这都是与反社会人格者相同的表现。而有严重情感依附障碍的儿童，像反社会人格的儿童一样，是唯一一类能够让我们深深地感到恐惧的人。

世界各地的学者都注意到了这些相似之处。例如，在北欧的儿童精神病学里，有一种叫作"早期情感受挫"的病症，它被认为是母子之间缺乏相互联系造成的。[13] 在北欧，这个诊断术语（早期情感受挫）用来表示儿童在成年后罹患反社会人格障碍的概率高于平均水平。从统计数据上看，早期的情感受挫可能与母婴间难于建立情感依附的因素（如早产、出生时体重过轻以及母亲在孕期内滥用药物）有关。

这类研究的设计层面存在一些小问题。例如，某些因素（如母亲在孕期内滥用药物）不难让人推想到该孕妇可能是一名反社会人格者，因此这就又回到了遗传学的解释上。尽管情感依附障碍和反社会人格在科学上有着吸引人的共性，但把两者画等号的做法很值得商榷。这里的主要问题在于，情感依附障碍向来与反社会人格的标志性特征不同，这点不可否认。与反社会人格者很不相同的一点在于，在情感依附障碍的儿童或成人中鲜见魅力超群者，他们也没有玩转人际关系的智慧。相反，这些不幸的人通常都有点令人厌恶，而且他们也不会在"伪装"正常人上花任何心思。很多有情感依附障碍的人都很孤僻，他们的情感表现平淡而又乏味，有时候甚至带着明显的敌意，而且他们往往是好斗成性、麻木不仁、毫无魅力的极端分子，再不就是贫困潦倒、难以为继的穷光蛋。情感依附障碍者的这些特质使其缺乏反社会人格者大多能具备的变色龙一般的支配手腕、欺骗技巧、迷人微笑以及消解他人敌意的领导魅力，也没办法让他们像善于交际的反社会人格者一样，在物质世界里接连不断地取得成功。

很多临床医生和家长都表示，具有反社会人格的儿童不愿与家人建立温馨融洽的关系。他们在情感上或生理上有逃避的倾向。当然，有情感依附障碍的儿童也是如此。但跟这些不幸的依附障碍儿童的情况极为不同，具有反社会人格的儿童与家人关系的疏离，更像是他们所选择的生存方式导致的结果，而不是原因。

综上所述，我们对反社会人格者在神经生物学方面的缺陷已经有了一个大致了解。有关反社会人格者的研究表明，他们大脑皮层处理情感信息的能力有明显失常。我们可以从遗传率的研究中推断，以神经生物学为基础的反社会人格者的核心人格特质最多有50%来自遗传，而剩下50%的来源就不是很清楚了。童年受虐和依附障碍都无法构成影响反社会人格（心理学家把没有爱的能力、喜欢操纵别人、毫无负罪感定义为反社会人格）形成的环境因素。遗传以外的因素肯定对反社会人格的形成和发展有影响，但到底是如何影响的，我们依旧不得而知。一个悬而未决的问题是：如果一个孩子生下来，神经便出现了这种状况，那么哪些环境因素会决定这个孩子表现出彻底的反社会人格症状？我们目前对此还一无所知。

文化影响

有一种很可能的情况，即环境因素对反社会人格的影响与各式各样的文化特征关系较大，而与特定的抚养方式关系较小。研究人员发现，从文化中寻找反社会人格的成因，确实要比从特定的抚养方式下手来得更有成效。反社会人格或许不是童年受虐或情感依附障碍的产物，而是与"一个人与生俱来的神经脉络"和"终身生活在其中的广大社会"之间的某种交互作用息息相关。

这个假说肯定会让某些人大失所望，因为大规模地改变怀孕、分娩以及抚养孩子的条件就已经是个不小的工程了，要是改变整个文化价值和信仰体系，那将是一个更为艰巨且持久的任务。假如我们能够辨识出一系列有问题的抚养方式，我们就可以用尽毕生精力去改正，这或许就不会那么令人沮丧。但社会或许才是给出这些特定抚养方式的真正父母，我们终究会发现，就像英国神学家威廉·拉尔夫·英奇在 20 世纪初所说的，"对孩子性格造成影响的年代差不多可以追溯到他出生前的 100 年。"

我们根据观察记载了解到，反社会人格者（叫法各种各样）遍布世界各地，存在于各种类型的社会，纵贯各个历史时期。作为说明，精神病人类学家简·墨菲描述了因纽特人的概念"kunlangeta"，这个单词的意思是指一个"知道自己该做什么却不去做"的人。[14] 墨菲写道："在阿拉斯加州西北部，kunlangeta 可以用来形容一个男人，比方说，说谎成性、不断骗人、偷窃成性、不去打猎，会趁其他男子离开村子时，勾引他们的配偶上床。"因纽特人心中默认 kunlangeta 是不可救药的。因此，根据墨菲的说法，因纽特人对付这类人的传统做法是逼他出去打猎，然后趁着没人的情况下，把这种人推下冰崖。

虽然不管什么地方、什么年代都会有反社会人格者存在，但有可靠证据表明，某些文化里的反社会人格者就是比其他文化里的数量少。有趣的是，在东亚的一些国家（尤其是日本和中国），反社会人格者相对稀少。[15]在中国台湾地区的农村和城市所做的研究发现，该地区反社会人格障碍的发生率极低，范围是 0.03%～0.14%，虽然不是零，但已远低于西方国家的平均值 4%，即 25 人中就有 1 人。而令人烦恼的是，反社会人格在美国的发生率却在节节攀升。由美国国家心理健康研究所赞助的"1991 年流行病集结地区研究报告"指出，在开展此项研究之前的 15 年间，美国年轻人群中反社会人格障碍的发生率增加了近一倍。[16]我们很难、也几乎不可能用遗传学或神经生物学的理论来解释这种现象。很明显，文化影响对任意给定群体中反社会人格的发展（与否）起到了非常重要的作用。

很少有人会反对以下这个看法：从过去美国西部的拓荒时代到如今的企业犯罪，美国社会似乎纵容甚至鼓励为获取支配地位而生的"以我为先"的态度。罗伯特·黑尔写道，他认为："我们这个社会正在朝着一个错误的方向前进，它开始容许某些列在'精神病态检测表'上的特质（如冲动、不负责任、毫无忏悔意识等）的存在，并开始强化这些特质，甚至在某些情况下还会将其视为珍贵特质。"[17]黑尔的这种观点得到了理论学家们的支持，他们认为以个人主义为核心价值的北美文化很容易培养反社会行为，而且也倾向于对这类行为进行伪装。换句话说，在美国，操控他人而丝毫不觉得罪恶的行为已经"混同"于社会期望，其程度远远高于中国或其他讲求集体主义的社会。

我相信这件事情也有好的一面，它让人们不禁要问：为什么有些文化似乎能够鼓励"利社会"行为？为什么有些社会能够冲破万难，对天生无能力以正常方式进行情感交际的反社会人格者施以正面的影响？我想提出一个观点：某些文化拥有压倒性的信仰体系，能够让天生的反社会人格者从认知上来弥补自己的情感缺陷。与我们极度强调个人主义和个人控制的文化形成鲜明对比的是，有些文化（多数都在东亚）的神学观念认为宇宙万物有着相互依存的内在联系。有趣的是，这种价值观正是良知（即根植于依附感的责任介入感）的基础。如果一个人没有办法或因神经障碍无法体验到与他人的情感联系，那么"把这种情感联系当作信仰"的文化或许就能够让他严格地从认知的意义上逐渐理解人际间的责任。

从理智上理解自己对其他人的责任和从良知这种强有力的情感上着手，在性质上是不一样的。但这或许足以让某些人表现出"利社会"的行为，这些人要是生活在一个崇尚个人主义而非强调人人相互关联的社会，他们就只会表现出反社会行为。尽管他们缺乏一种能够提醒自己人与人存在密切关联的内在机制，但强调人人都有关联的大文化会不断向他们强化这一点。这跟西方强调个人主义的文化正好相反，西方文化会掷地有声地告诉他们，为了个人利益而毫无负罪感地行事能力是一个人的根本优势。这便解释了为什么西方家庭无法挽救天生的反社会人格者，因为在这个大的社会里有很多其他的声音在暗示，暗示反社会人格者的行为是正确的。

我们之前提到过美国人斯基普的例子，如果他出生在一个信仰佛教的国度，或信仰日本神道的文化里，那么他还会杀死那些青蛙吗？也许会，也许不会。他的大脑还是原来的大脑，但他身边所有人都坚持必须尊重生命。如果斯基普生活中的所有人（包括有钱的父母、老师、玩伴，或许还有他在电视上看到的名流）还是原来那样的人，那么斯基普注定还是原来的那个斯基普。他会觉得青蛙的生命微不足道，杀死它们也不会有负罪感，不会对杀青蛙的行为产生抵触。但如果他的文化教过他餐桌礼仪以及如何融入社会（凭他的聪明才智一定会学得很好），那么他或许就会改掉杀青蛙的陋习。反社会人格者一点都不在乎他们的社交圈子，但他们的确希望而且也的确需要融入其中。

当然，我的意思是，我们自己的文化会给斯基普这样的孩子做出不良示范，会让他们以为自己可以残害小动物而且不会被人喝止。而遗憾的是，我觉得这一点清晰地反映了我们当前所处的困境。

冷血杀手

从整个人类社会来看，纵观各个文化，欠缺爱心以及缺乏良知有没有可能产生某种被视为正面的，或至少是有用的东西？从某个角度来看，缺乏良知碰巧还真是有一种好处。不管受害的是青蛙还是人，反社会人格者在杀戮的过程中都不会感到痛苦；因此，没有良知的人就能够成为一名出色果敢的战士。而几乎所有社会（信仰佛教的、信仰日本神道的、信仰基督教的、纯资本主义的……）都发动过战争。

某种程度上，我们可以认为是社会塑造并维护了反社会人格者，因为国家经常需要冷血杀手为国效力，他们从名不见经传的普通步兵一步步搏杀到开创人类历史的征服者。反社会人格者是无所畏惧的优秀战士、狙击手、刺客、特工、警员，或是肉搏杀敌的特种兵，因为他们在杀人的时候（或是在下达杀人命令的时候）毫无惧色，而且事后也毫无罪恶感。[18] 迄今为止，即便在杀人成为必需的情况下，绝大多数人，甚至大多数军人都没办法做到如此冷酷无情。如果没有受过严格的专业训练，绝大多数正常人顶多也就是个三流杀手。很少有人能够注视着另一个人的双眼冷静地扣动扳机，但这种人在战时非常有用。

让人疑惑不解的是，有些行动如此残酷无情，需要没有良知的人才能执行，就像天体物理学研究需要智力，艺术创作需要才华一样。关于那些行动可以不受良知左右的战士，戴夫·格罗斯曼中校在著作《关于杀戮》里写道："不管他们被人称为反社会人格者、卫士、战士还是英雄，他们就是一种存在，他们是独特的少数，当国家处于危难之际，会更迫切地需要这类人。"

这些交战国都会将至高无上的荣誉授予在战场上英勇杀敌的冷血战士，但这么做也会在国内付出不为人知的代价。那些将毫无罪恶感的杀戮行为视作一种特殊天赋的人，并不是没有看到这条通往荣耀的道路，虽然他们可能永远没机会上前线打仗，但他们会以此自我标榜，他们就生活在我们当中，而且大都藏匿于无形之中。他们不见得会去杀人，但我们在下一章将会看到，一旦他们杀人，我们都不见得能怀疑到他。

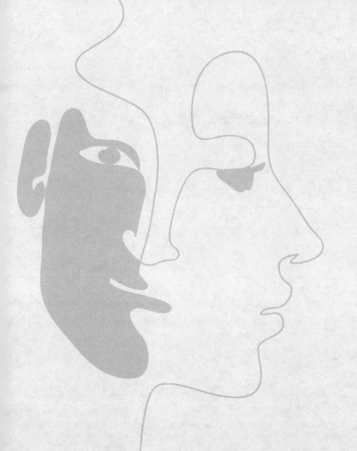

反社会人格者就在你身边

我们就像是木偶，被社会控制的提
线木偶。但我们至少是有觉察、有意识
的木偶。而我们的意识或许就是让我们
迈向自由的第一步。

　　——社会心理学家斯坦利·米尔格拉姆

66 我想找人谈谈，因为爸爸入狱了。"汉娜是个拥有薄唇的漂亮姑娘，今年 22 岁，她是我的新病人，她用让人难以听清的微弱声音朝着右手边的一个书架说道。过了一会，她直视着我，有些害羞，又自言自语重复了一遍："我需要找人谈谈，我爸爸入狱了。"

她微微吸了一口气，仿佛说出这几句话就已经耗光了她肺里所有的空气，然后便默不作声。

特别是在面对一个受到严重惊吓病人的时候，治疗就是要懂得如何重新诠释坐在你面前的病人所说的话，而且不能以批判或屈尊俯就的态度来对待。我把双手放在膝盖上稍微倾身向前，设法重新获得汉娜的注视，她此时正凝视着我们椅子中间那块东方风格的铁锈色地毯。

我轻轻地问："你爸爸入狱了？"

"对。"她一边回答一边慢慢地抬起头来。她对我的询问感到很惊讶，觉得我好像早就通过心灵感应得知了这个消息似的。"我是说，他杀了一个人。他不是故意的，但他杀人了。"

"所以他现在被抓起来了？"

"是的，他被抓了。"

她的脸涨得通红，眼睛里满是泪水。

有一个一直让我深受触动的事实，我发现就算是最轻微的聆听（良好治疗最为直接的体现）都能让倾诉者立即心潮澎湃。我想，这是因为几乎从未有人认真聆听过我们的心声。作为一名心理医生，每天都会有人提醒我，有人倾听自己的心声是件多么难得的事情，我们或我们的行为有多么不被人理解。颇具讽刺意味的是，从我这个"专业聆听者"的角度来说，我们在很多方面都不为他人所知。

"你爸爸入狱多久了？"我问。

"大概有 41 天了，审判期真的很漫长。审判他的时候并没有把他关在牢里。"

"所以你觉得需要找人谈谈心？"

"对。我不能……这实在太令人沮丧了。我觉得我都快抑郁了。而我还得上医学院呢。"

"医学院？你是说 9 月份入学吗？"

做这场心理咨询的时候是 7 月。

"没错。我希望我可以不用去。"

她的泪珠无声无息地掉了下来，也没有啜泣声，仿佛她的身体并没有察觉到自己正在哭泣。她泪如雨下，泪水在她白色的丝质衬衫上形成一片透明的水渍。除了这一点，她依旧保持着风度，非常克制。她并没有把脸低下去。

我总是会被坚忍的行为感动。汉娜相当克制，我被她迷住了。

她用两根手指把一头乌发拨到耳后。她的秀发乌黑，就好像有人为她抛光过似的。她望向我身后的窗户，然后问："你知道父亲被关进监狱是怎样的一种滋味吗？"

"不，我不知道，"我说，"或许你可以跟我讲讲这种感受。"

于是汉娜开始向我讲述她的故事，或者说这一部分故事。

汉娜的父亲曾在某个中产阶级聚居的郊区担任公立中学校长。那个地方在另一个州，波士顿以西1600千米，汉娜就是在那里长大的。根据汉娜的说法，她的父亲非常受人爱戴，天生就很引人瞩目（汉娜形容他是"明星"），而且学生、老师以及中学附近的居民都非常喜欢他。他总是在为啦啦队表演和橄榄球比赛的事情奔忙，家乡球队有没有赢得比赛对他个人来说非常重要。

汉娜说她的父亲出生并在美国中西部农村长大，他的价值观"相当保守"。他很爱国，相信落后就要挨打，认为教育和自身进修非常重要。汉娜是独生女，自她记事起，爸爸就告诉她，虽然她不是男孩，但她能够做到任何她想做的事情。女孩能够成为任何她们想要成为的人。女孩也能成为医生，汉娜能成为一名医生。

汉娜很爱她的父亲。"他是世界上最可爱、最有道德感的人。他真的是这种人。"她告诉我，"你应该看看那些来参加我父亲庭审的人。他们只能坐在那为他哭泣，不断地流泪。他们都为我父亲感到难过，但却无能为力。你知道吗？他们无能为力。"

这起凶杀案发生在 3 月的一个夜晚，汉娜那时候是大二学生，正好在家里过春假。凌晨时分她被房子外面的巨大声响吵醒。

"后来我才知道那是枪声。"她告诉我。

她睡眼惺忪地起床四处张望，发现母亲站在房子的前门，双手绞得紧紧的在哭泣。3 月的冷风冲进屋内。

"你知道，这真是一件怪事。我现在闭上眼睛，依然能看到母亲站在那里的画面，她的睡袍被风吹了起来，而我好像明白了一切，就在那一刻，在我不知道发生了什么之前，我顿时明白了这一切。我知道出了什么事，我知道爸爸会被逮捕，我都看到了。就像是噩梦里的场景，对吧？整个事情就像是一场噩梦。你无法相信这种事情竟会发生在现实生活里，然后你一直想快点醒来。有时候我还是会想我就快要从梦里醒来了，而这一切不过是个恐怖的噩梦。但我怎么会在什么事情都不知道之前，就已经知道了一切呢？我看到妈妈站在那里，就像……就像这一切曾在过去发生过，一种与既视感相似的东西。很诡异。或者，也许不是这样，可能只是我现在回想的时候，这件事才会看似如此。我也不确定了。"

汉娜的母亲一看到她就把她抓住了，就好像要把女儿从火车呼啸驶来的铁轨上拉下来似的冲她大喊: "别出去! 别出去!" 汉娜没有出去, 但她也没有让母亲跟她解释这是怎么一回事。她只是杵在那里, 被吓坏了的母亲抱在怀里。

"我以前从来都没有见过她那个样子," 汉娜说, "就像我一直想说的, 它真的就好像我早就经历过的事情。我知道自己最好待在房子里面。"

在某一时刻 (汉娜也不确定到底过了多久), 他父亲从大敞四开的前门走了进来, 来到她和母亲跟前, 母女俩还紧紧地抱着对方。

"他的手里没拿枪, 他把枪丢在了院子里的某个地方。"

她的父亲只穿着睡裤, 站在他的小家庭面前。

"他看起来还好, 有点气喘吁吁, 我的意思是说他看起来不像是受到了惊吓的那种。而有那么一秒, 大概只是半秒吧, 我觉得一切都会没事的。"

汉娜讲到这里的时候, 眼泪又止不住了。

"可是我太害怕了, 不敢问他到底发生了什么。过了一会儿, 妈妈松开了我, 她去打电话报警。我记得她问爸爸, '他受伤了?' 而爸爸说, '我想是受伤了, 我想我把他伤得很严重。' 然后她就走进厨房给警察打电话。这么做是应该的, 不是吗?"

"对。" 我回答道。这并不是一个不需要人回答的反问句。

汉娜慢慢拼凑出那天发生的事情。在那个可怕的夜晚，汉娜的母亲（她的睡眠很轻）听到客厅里有奇怪的声响，像是玻璃碎了，于是她叫醒了熟睡的丈夫。然后又听到了别的声响。汉娜的父亲确信已经有人闯了进来，他得对付这个闯入者，于是他下床做准备。根据她母亲后来的说法，他借着床头灯昏暗的光，小心翼翼地从卧室的衣柜拿出枪盒，摸出枪，并装上了子弹。他的妻子求他，只要打电话报警就好，但他根本没有理睬妻子的恳求，只是压低喉咙用气声命令她"待在这别动！"此时屋子里依旧漆黑一片，他起身朝客厅走去。

闯入者一看到他，更有可能是一听到他的动静便从前门逃出屋子。汉娜的父亲追了出去朝那个人开枪，就像他的一位律师后来所形容的，"那个人真是太不走运了"，头部中枪当场毙命，倒在了草坪和路缘之间的人行道上。严格意义上讲，这也意味着汉娜的爸爸当街射杀了一个手无寸铁的人。

很奇怪的是，竟然没有一个邻居从屋里出来，这让人难以置信。

"之后一切归于平静，极度安静。"汉娜在诊疗室里对我说。

在汉娜的母亲报警之后，警察很快便赶到现场，紧接着又来了一批人和一辆没有鸣笛的救护车。最后，她父母被带到警察局。

"我母亲打电话叫她姐姐和我叔叔过来陪我度过那一夜，好像我一下子又变回了小女孩。但他们没起到任何帮助作用。他们歇斯底里。我想我只是感到很木然。"

在第二天，在接下来的几周里，这件事引发了当地媒体的关注。枪击案发生在一个安宁的中产阶级郊区。开枪的人是一个普通的中产阶级男人，过去没有过已知的暴力行为记录。他没有醉酒，也没有吸毒；而死掉的是一个有名的恶棍，一个瘾君子，而在被击毙前，他刚刚破窗进入一户人家。除了检察官以外没有人质疑他的强盗行为，也没有人会怀疑汉娜的爸爸之所以追出去枪杀他是因为他擅自闯入了汉娜的家。

这是一个关于被害人权利的案件，一个涉及枪支管制的案件。这是一个有关"对犯罪采取强硬手段"的案件。这个案件表明了民间自卫组织"自警团"行为的危险性，或许它也清楚地指出房屋所有人应该拥有更多的权利。美国民权联盟很气愤，美国步枪协会更加气愤。

正如汉娜之前所言，这是一场漫长的审判，接着又是上诉期和另一轮漫长的审判。汉娜的父亲最终被判犯有蓄意谋杀罪，处以最高的十年徒刑。不过律师们说，他应该"只"会坐两三年牢。

中学校长因为在自家门前的草坪上枪击一个闯入的强盗而被判入狱十年的新闻引起了强烈的社会反响。各种不同的抗议声音纷涌袭来：该判决违宪；判决违反常识和自然法；这个被判有罪的男人是一名危险的自大狂，是个践踏人权的人；他是美国英雄，是捍卫家园的人；他是个有暴力倾向的疯子；他是这项诉讼、这一系列诉讼的受害者。

经历了这场难熬的风波之后，汉娜返回学校，每门成绩都是 A，还申请去读医学院，这正是她那身陷困境的父亲坚持要她做的事情。

"他只是不希望我的人生被这些'蠢事'毁掉。他就是这样说的。"

尽管父亲出了这种事，但汉娜差不多拿到了她申请的每一家医学院的录取通知书。她告诉我："或许就是因为父亲，我才能做到这一点。"

汉娜讲完之后，伸手从她的皮质小挎包里掏出一张面巾纸擦拭脸颊，吸衬衫上的泪渍。而在她左手边的小桌子上，一盒纸巾就显眼地摆在那里，她却没有留意到。

"你也知道了，我其实不需要'治疗'，但我真的很想找人谈谈心。我不想在上医学院的时候还处于这种抑郁的状态。我不知道。你觉得我应该来咨询你吗？"

汉娜的故事和她的举止感染了我。我很同情她，并坦白了我的心声。我不知道她能从我这里得到多少帮助，她是在报纸上的一篇文章里看到过我的名字，才打电话给我这个心理创伤治疗师的。我们爽快地约好暂时先每周会面一次，如此一来汉娜就有了倾诉对象。她最后决定去读波士顿的一家医学院，而且在母亲的催促下，汉娜大学一毕业就搬去了东部，这样她可以在开学前"安顿下来"，还能远离家乡那些疯狂之事的纷扰。她母亲觉得丈夫的事情对女儿有"负面"影响。我很少听到这样轻描淡写的说辞，但我让汉娜确信，没错，她来找我是对的。

她离开后，我在诊疗室里来回踱步有一两分钟，我透过高高的玻璃窗望向波士顿的后湾，然后走到凌乱的桌子前翻了翻报纸，而后又回到窗前。当病人跟我谈了很多事情却没有尽情倾诉的时候，我通常都会这样。我在踱步的时候并不是很关心法律和政治上关于人物、事件、时间以及地点之类的问题，我更关心的是"为什么"，这是一个心理学上最常见的问题。

汉娜不曾问过"为什么"，比如"为什么我父亲要开枪？为什么他不肯放过那个人？"我觉得她从情感上来说没办法发出这样的疑问，因为答案或许会太过让人沮丧。她和父亲的整个关系处在危急关头，而或许这就是她需要我的原因所在，她需要我协助她为这个危险的问题找出可信的答案。或许她父亲一时暴怒失去理智才开了枪，而这如律师所言是"纯粹是狗屎运"的近乎偶然的行为，却射中了闯入者的头部，致其身亡；或许她父亲真的认为家人有危险，而他保护家人的本能主导了这一切；或许汉娜的父亲，这个顾家的男人，这位普通中产阶级高中的校长，就是一个杀手。

在接下来的治疗中（我们的治疗从夏天延续到汉娜秋季入学的时候），汉娜跟我讲了更多关于她父亲的事情。在我所从事的这种工作里，我经常能够听到病人讲述他们这辈子习以为常的各种行为和事情，可是这些行为和事情在我看来都很不正常，有时甚至令人担忧。我很快就发现汉娜讲述的事情也是如此。她在描述父亲时，虽然她觉得自己叙述的都是再普通不过的小故事，但我拼凑出了一个冷酷无情者的形象，他的卑鄙和强大的控制欲让我不寒而栗。此外，我也越来越能够理解，为什么我的这位年轻聪明的病人会陷入无法认清她父亲真实面目的迷雾之中。

我发现汉娜的父亲把他漂亮的妻子、出众的女儿当成战利品，而不是当作人来对待，当妻子和女儿生病或由于其他原因身处困境的时候，他往往会对她们不理不睬。但汉娜却不认为父亲对她冷酷无情，她对父亲充满了爱意。

"他真的非常以我为荣，"她说道，"我总是会这样想，因此他无法接受我的错误。我上四年级的时候，有一次老师写了一张条子送到我家，说我没有做完作业。在那之后的整整两个星期爸爸都没跟我说话。我之所以知道有两个星期，是因为我留着一本小日历，我把他不跟我讲话的日子一个个都做上了标记。对他而言，我好像突然从人间蒸发了，这种情况很恐怖。对了，还有一个近一些的例子很适合拿来讲：那时我已经上中学了，他的那所学校，你知道吧？我的脸颊受伤了，留下一块又大又丑的疤痕。"她指了指脸上一处肌肤，但现在上面什么痕迹都看不出来。"整整三天，他一个字都没有跟我说，甚至都不正眼看我一下。他就是这种完美主义者。我猜他只是很爱拿我去跟别人炫耀，而当我有什么地方出了错，就不能遂他心愿了。这让我有时感到自己很没用，但我想我多少能够理解他的做法。"

汉娜谈起她小时候母亲得过一次重病，在医院住了将近三个星期。汉娜认为她母亲患了肺炎，但她说："我当时年纪太小，所以记得不是很清楚。"在母亲生病期间，汉娜的姨妈带她去过医院，但她的父亲却一次也没去过。母亲出院回家后，他就大发雷霆、焦虑难安，因为他担心这个面色苍白、身体虚弱的老婆（用汉娜的话来说）"或许再也无法恢复曾经的美貌。"

至于汉娜美丽的母亲，"真的没什么好讲的，"汉娜告诉我，"她甜美温柔，总是无微不至地关怀我，尤其是我还小的时候。她喜欢栽花养草，热心公益慈善之类的事情。她真的是一位很好的女士。对了，她高中的时候还是'返校日女王'[⊖]呢，爸爸很喜欢对别人提起这一点。"

当我问汉娜，她妈妈对她父亲的冷漠行为有何反应时，她说："我不知道。老实讲，我的意思是，如果我是我母亲的话，很多事情都会让我生气，但她从来都不跟别人讲。那就是她的性格，就像我前面说过的，她是那种温柔贤淑的女人（如果你去跟那些认识她的人打听，我想他们很可能也会这样说），而且我觉得她从来都不会维护自己的权利。当然，她从来都没有违抗过我爸爸的意志。我的意思是，如果她敢违抗的话，这种破天荒的事情估计会让我晕过去。她是一个完美的女人。她唯一的小缺点（如果这可以称为缺点的话）就是有点虚荣。她真的非常漂亮，我想她也知道这一点，她花了不少时间打理头发、保养身材。我想她会把自己的美貌视作她在这个世界上唯一权力吧，如果可以这么说的话。"

⊖ "返校日"是美国学校的一个传统，大中小学校都会在每年的秋天选一个周末做返校日，招待校友返校，有选美、营火会（烧烤BBQ）、舞会、彩车游行等活动，是最热闹的一天。"返校日女王"是由所有学生投票选出的品学兼优、人缘好的女生，当然长得漂亮也是非常重要的，当选返校日女王是一项非常大的荣耀。——译者注

汉娜疑惑地望着我，我点点头表示我理解她的意思。

"我也得替我爸爸讲句公道话，他对我妈妈真的很好。他不在家的时候会寄花给她，而且他总会当面赞美我妈妈。我想这种事对她来说一定很有意义吧。"

"他不在家就会寄花给她？"我问，"他去哪里了？"

当我提出那个问题——"他去哪里了"的时候，汉娜原本的镇静开始出现一丝动摇。她在椅子上挪了挪身子，沉默了好一阵子。最后她回答："我真的不知道。我知道这样讲很没说服力，但我真的不知道他去哪了。他有时会很晚回家，或者一整个周末都不见人影，然后妈妈就会收到花。我是说，她真的都是在这种时候收到的花。这事太奇怪了，因此我尽量不去理睬。"

"他突然消失很奇怪吗？"

"对，嗯……我觉得很奇怪。我不知道妈妈对此是什么感受。"

"你猜测过他去哪里了吗？"我进一步追问，或许有点过于催促，但这很可能是问题的关键。

"没有。我总是尽力装作没有这回事。"她重复了一遍，然后又开始把注意力放在了我的书架上。

接下来的一个星期，我问了汉娜一个很明显的问题：她爸爸是否对她或她母亲曾施加过肢体暴力，他殴打过她们吗？

汉娜露出喜色，热切地答道："哦，那可没有，他从没有干过那种事情。我甚至都没想过这样的事情。事实上，如果有人胆敢伤害我和妈妈，我想爸爸会宰了那个人。"

我等了一会儿，看着她自己说出的话会不会对她产生什么冲击，但她看起来好像没有受到任何影响。她又在椅子上挪了挪身子，强调她刚刚所讲的答案，她说："没有，他从来都没有打过我们，从来没发生过这种事情。"

她对自己的答案感到莫名的满意，不知为何我却倾向于相信她，倾向于相信她父亲没有对家人施暴。但我治疗心理创伤已经超过 25 年，我知道被暴力殴打其实是受虐者相对能够容忍的一种表现。

我试着换了一种发问方式。我说："我知道你很爱你父亲，而且你现在需要握紧这份爱。但任何一种关系都有其自身的问题。假如你想去对他做些改变的话，他身上难道就没有你想要改变的地方吗？"

"对，你说得太对了。我确实需要抓住这份爱，而且他真的很值得得到大家的同情，尤其是在此时此刻……"

她停顿了一会儿，然后扭过脖子朝身后诊疗室的双开门看了看。然后回过头注视了我很久，像是在猜测我的动机，她最终开口："但既然你想知道我希望改变他什么，还确实有一些我想改变他的事情。"

她尴尬地笑了笑，顿时羞得满脸通红。

"那是什么事情？"我尽可能就事论事地问。

"是件很可笑的事情，真的。这实在是……有时候他会调戏我的朋友，这让我很困扰。事实上，这事经我这么一说，会显得更加荒谬。我觉得这件事不应该让我如此困扰才对，但它确实困扰着我。"

"他调戏你的朋友？你的意思是指？"

"自从我上初中开始，他开始……我有一些很漂亮的朋友。其中有一个名字叫乔治娅的同学特别漂亮……嗯，反正他会跟她们调情。他会对她们抛媚眼，还会对她们动手动脚。而且有时他会讲一些我觉得确实属于那种挑逗的话，像是'今天没戴胸罩吗？乔治娅。'但我想我或许是误会了。哦，天啊，我现在竟然在大声谈论这件事，这是一种难言之隐，你不觉得吗？这件事可能再也不会困扰我了。"

我说："如果我站在你的立场，我想这件事情也会困扰我，很困扰。"

"你也会？"她有那么一阵儿看起来像受到了鼓励，然后又开始垂头丧气。"你知道吗？我爸爸管理的那所中学，也就是我上的那所中学，真的有家长指控他对学生们'不规矩'。大概有三次吧，我想，至少那三次我都听说过。我记得有一次，一位学生的家长非常气愤，还为自己的孩子办理了转学。这件事之后，其他人都站出来支持我父亲，他们认为如今真是悲哀，这么一个大好人竟然被指做了变态的事情，他仅仅是给了学生一个拥抱而已。"

"你对这件事情怎么看？"

"我不知道。承认这件事还不如把我投进十八层地狱什么的，但其实我真的不知道，我想这是因为我见他做过太多容易让人产生误会的事情了。我的意思是说，你身为校长，在走廊里跟在一个 16 岁的年轻女孩身后，然后你还上前搂住人家的腰，你应该想象得到人家的父母听说这件事后得有多恼火吧。我纳闷的是，他怎么就不明白这个道理呢。"

这一次，汉娜没有要求我确认她的看法。她又望向书架，陷入沉默。

最后，她连珠炮似的说："而且还有，你知道吗？这件事我从来没跟任何人讲过，我希望你不要因为这件事而轻视我。我知道一个同校的女生，我和她不是很熟，一次她跑到图书馆，坐在我旁边开始写纸条。她微笑并写道：'你知道你父亲怎么跟我说这所高中的吗？'写完后就把这张纸条递给我。我写道：'我猜不到。是什么？'然后她写道：'他跟我说，这所高中就像一家性爱餐厅。'她还给'性爱餐厅'这个词打上了引号。我实在太生气了，差点忍不住哭出来，但我离开了那里，我不知道该拿这张纸条怎么办，我就把它撕碎放进了口袋，回家之后，我把这些碎纸片烧掉并冲进了水槽。"

她一口气把这些说完以后，低下头看着锈色的地毯。

"我真为你难过，汉娜。你不该遇到这种事。你那时一定觉得很丢脸，而且很是心碎吧。但为什么你觉得我会因为你对我讲这件事而轻视你呢？"

她用一种比她 22 岁实际年龄更年轻的声音回答："我本应该保守这个秘密，我背叛了我父亲。"

我和汉娜继续进行治疗。有很多次，我们一见面她就会先告诉我，她母亲回家后又收到了很多奇怪的电话留言。

"在发生入室盗窃的那一夜之后，我们便无法再去接听电话，因为有很多所谓的记者和稀奇古怪的人不断打来电话。妈妈现在总会把电话设置成自动应答，如果打来的是她愿意交谈的人，她才会去接听。我想这样做没问题，她只是不想搭理那些怪人。但最近她会收到一些瘾君子莫名其妙的留言。他们让我母亲很是心烦，他们不正常。我是说，甚至比普通的怪人还变态。"

"她告诉你他们都说了些什么吗？"我问。

"说了一点儿。她变得非常沮丧，想在电话里弄清我母亲讲的是什么有点难度，但我想大概的意思是，他们指控爸爸进行了贩毒之类的事。这都是无稽之谈，但会让妈妈很担心。她说他们需要从我们家里得到某种'信息'，如果不给，他们就会伤害我爸爸。我想他们是在不断地说某种'信息'，还有伤害我父亲的事。但我们家里什么都没有，我是说，爸爸不在家，他已经进监狱了。"

"你母亲把这些留言报告给警察了吗？"

"没有，她怕这样做会给爸爸招来麻烦。"

我一时间想不出恰当的话来回应她，而就在我沉默时，汉娜开口了，她说："我知道，我知道这很不合逻辑。"

到汉娜念完医学院第一年的时候，她母亲已经收到了十几条这类不知所云但又令人提心吊胆的留言，但母女俩都没有把这件事报告给警方。

五月份的时候，汉娜决定乘飞机去探望关在监狱的父亲。我们讨论过这次见面会给她的精神造成多大的痛苦，但她还是决心去一趟。我们数次谈到她即将赶赴的旅行，我设法让她做好心理准备，以便应付各种可能碰到的情况，以及她在狱中见到父亲时将会产生的复杂情绪。但不管是我还是汉娜，都未能对后来真正发生的事情提前做好准备。回头去看，我认为她父亲那时候的心态一定是期望有观众欣赏他的所作所为，就跟斯基普把妹妹骗到湖边时的想法一样。除此之外，我实在想不出其他理由解释为何汉娜的父亲会突然对女儿和盘托出他的秘密。至于汉娜，她并没有告诉我她打算去跟父亲摊牌，或许她自己事先甚至也没想到。一个人能够在不知不觉中了解另一个人多少？在我看来，汉娜去监狱探访父亲时所表现出的行为，就是对该问题的一个最有力的说明。

汉娜回到波士顿后跟我分享了她与父亲的对话。我想他们应该还说了更多的事情，但下面这些就是她跟我分享的全部。

她一开始有点眼泪汪汪，描述了入狱探视囚犯的过程有多么痛苦、多么没尊严。接着她擦干眼泪，用知识分子般的超然态度，冷静地把后来发生的事情讲给我听。

她说："我怕他会是一副很可怜、被揍得很惨的样子，但他看起来根本就不像。他看起来挺好的。他看起来……我不知道，我想说的是很有活力。他的目光炯炯，就像我以前看到过的样子，但我真的没料到他在监狱里也是这副样子。他见到我好像挺高兴，他询问了我的成绩如何。我以为他会问我妈妈好不好，但他没有。因此我想，我还等什么呢？于是我主动问了他。"

她的语气好像是很确定我知道她在说什么，但我并不知道。所以我问："你问他什么？"

"我问他，'爸爸，那个人来我们家里找什么？'他说：'什么人？'但我很确定他知道我在说什么。他看起来一点儿也不觉得羞愧或尴尬什么的。我说：'你枪杀的那个人。'他甚至连眼睛都没眨，只是说：'那个人啊。他是来找几个人名的，但他没找到，我可以向你保证。'"

汉娜讲这些话的时候并没有看着我。但她现在看着我说："斯托特医生，他的表情……他看起来就好像是我们正在谈一件很好玩的事情似的。我真想一走了之，但我没走。"

"我没想到你会这样做，你很了不起。"

"那很可怕，"她似乎没有在意我的称赞，继续说，"我说，

'这么说你认识那个人？'然后他说，'我当然认识他。我为什么会杀一个素不相识的人？'他就开始笑，他在笑，斯托特医生。"

她说话的时候依然正视着我，尽管是用很淡定的态度在谈论这个话题。她继续说："接着我问他，'你卷入了贩卖海洛因之类的事情吗？'他没有如实回答这个问题，他只是说我很聪明。你相信吗？他竟然说我聪明。"

她带着怀疑摇了摇头，然后沉默了半天。

最后，我催她讲话。我说："你还问了其他问题吗？汉娜。"

"问了，我的确问了。我说：'你还杀过其他人吗？'你猜他怎么说？"

然后她又不说话了。

过了一会儿，我回应道："不，我不知道。他是怎么说的？"

"他说，'这是第五个'。"

汉娜直到此刻才又大哭起来，这一次没有任何克制。她突如其来的极大的悲痛是为了那个她过去认为的父亲，这让我想起了美国诗人、思想家爱默生的一句话：失去一个人有很多方式，而死亡则是其中最慈悲的一种。

她哭了很久，但等她哭完之后，就能把心思拉回到自己的安全问题上，想到这里我反而放心了。她从盒子里抽出了好几张面巾纸把脸擦干，望着我，用平稳的声音说："你知道，律师快把他弄出来了。我该怎么办？"

我听到自己用一种比平时治疗更有命令性的语气回答："你要做的是保护自己，汉娜。"我的回答显然是出于母性的愤怒。

良知约束对那些毫无罪恶感的人有什么作用

反社会人格者并不稀少，相反，他们在人口当中占了一定的比例。虽说像汉娜这种与反社会人格者有比较亲密关系的例子不多见，但对西方世界的人们来说，一辈子都碰不到一个反社会人格者几乎不可能。

缺乏良知的人对情感的体验跟我们有很大不同，他们完全感受不到爱，也感受不到对他人产生的其他任何一种正面的情感联系。这种难以想象的情感缺陷让他们的人生退化成一场以控制他人为目标的无休止的游戏。有时候，反社会人格者会使用肢体暴力，就像汉娜的父亲一样。但他们通常更喜欢通过经商、从政或从事某些专门的职业来"赢"过别人，或是通过吃软饭寄生于他人的生活中，就像西妮的前夫洛克的所作所为。

目前，反社会人格者是"无药可医"的，而且反社会人格者几乎从不希望被"治疗"。事实上，除了反社会人格的神经生物学基础，某些文化，特别是我们西方的文化，还会积极鼓励包括暴力行径、谋杀和发动战争在内的诸多反社会行为。

这些事实令绝大多数人难以接受。它们让人反感，让人觉得不公和恐惧。但"了解并且接受这就是世界上存在的事实"是"对付日常生活中碰到的反社会人格者的 13 条法则"的第1 条。我会把这 13 条法则告诉包括汉娜在内的所有人，那些想要保护自己以及心中所爱的人们。

这 13 条法则如下所示。

对付日常生活中碰到的反社会人格者的 13 条法则

1. 最高法则——我们必须承认一个令人痛苦的事实：某些人就是没有良知。

   这些人通常长得都不像查尔斯·曼森或佛瑞吉酒吧服务生这种奇怪的人。他们的外表跟我们没多大区别。

2. 做判断时从自己的直觉出发，不要受到别人身份（教师、医生、领袖、喜爱动物的人、人道主义者、家长等）的蛊惑。

   不管你愿意与否，你都一直在观察人类的行为，而你脑中那些未经筛选的印象（尽管令人恐惧且看似古怪）如果能够被善加利用，都可以帮到你。你的自我具有最佳的直觉，根本不用别人提点，你压根儿就不会把感人与道德的标签贴在一个毫无良知的人身上。

3. 当考虑跟一个人建立一种新关系的时候，拿"事不过三"原则检验这个人的主张、承诺和他的责任。把"事不过三"当作自己的个人原则。

   一个谎言、一个未能履行的承诺或一个没有尽到的责任可能是由误会导致的。两个谎言、两个未能履行的承诺或两个没有尽到的责任就是严重的差错。但如果是三次谎言，则说明你在跟一个骗子打交道，欺骗行为是缺乏良知的主要表现。你要赶快脱身。虽然很困难，但长痛不如短痛，付出的代价也小得多。

千万不要把你的钱财、你的工作、你的秘密或感情葬送在一个"事会过三"的人身上。你那些珍贵的礼物会白白浪费。

4. 质疑权威。

再说一次，请相信你自己的直觉和焦虑的感受，尤其是当有人宣称解决某些问题的最佳办法是统治他人、施加暴力、发动战争或其他违背你良知的东西。尤其在你身边的人都不再质疑权威的时候，你更要质疑权威。你可以把斯坦利·米尔格拉姆教授教给我们的事情朗诵一遍：十个人里至少有六个会盲目服从他们中间看起来比较权威的人物。

好消息是社会的支持能够提升人们挑战权威的胆量，所以也请你鼓励身边的人，要去质疑权威。[1]

5. 提防马屁。

人人都爱听溢美之言，尤其是来自别人真心的赞美。相较之下，谄媚则是一种虚伪的迎合。而且这种虚假的吸引力，总是含有操纵他人的意图。用谄媚来操纵人有时是无害的，有时则是灾难性的。反省自己是否被谄媚之词冲昏头脑，注意提防马屁精。

这条"提防马屁"的法则不仅适用于个人，也适用于群体甚至整个国家。纵观人类历史，对战争的号召里就包括了很多谄媚之词。例如，我们的武装实力足以赢得这场让世界变得更加美好的战争，这是一场道德之战，一场为人类福祉而奋斗的正义之战，值得我们深怀感恩。有史以来，人类最主要的几场战争全部都是用这种套路发动的，不论何种语言，冲突各方描述战争最常用的形容词就是"神圣"。我们可以很容易得到这个结论：如果各国人民最后都能够识破这个娴熟的马屁，那么世界就和平了。

正如一个人要是被操控者吹捧得飘飘然就很有可能会做出蠢事；爱国之心要是被谄媚之词搞得过分膨胀，同样也是一件很危险的事情。

6. 如果有必要，请重新定义你对尊敬一词的认识。

我们常常误以为害怕就是尊敬，我们越是害怕某个人，就越觉得他值得尊敬。

我养了一只斑点孟加拉猫，我女儿在学步期时给它取名"肌肉男"，因为这只猫在很小的时候就展现出专业摔跤选手的特质。它现在已经长大了，体型要比绝大多数家猫大很多。它那像其亚洲豹猫祖先的爪子令人畏惧，但它性情温驯。我的邻居家有一只小花猫，它的掠食性魅力明显很强大，而且它经常用邪恶的眼神机警地瞪着其他的猫。只要它来到"肌肉男"15 米范围以内（肌肉男有 7 千克而这只小花猫只有 3 千克），"肌肉男"就会吓得蜷缩起来，表现出猫科动物的顺从。

"肌肉男"是一只很棒的猫。它温暖有爱，非常贴心。尽管如此，我还是会相信它的某些反应比我更为原始。我希望自己没有混淆害怕和尊敬的感受，要是混淆的话就说明我也是个受害者。让我们利用自己的大脑克服我们易于屈从掠食者的动物天性，这样我们就不会条件反射式地把焦虑与敬畏混为一谈。在一个完美的世界里，人们的尊敬之意应该是一种自发反应，我们只会尊敬那些坚强、仁爱而又不乏道德勇气的人。通过恫吓手段得利的人不可能得到任何尊敬。

拥有把尊敬与恐惧区分开来的决心对于群体和国家来说更为重要。经常把犯罪、暴力、恐怖主义挂在嘴边，危言耸听以博取民众支持的政治人物，不论是小政客还是位高权重的政治家，都不太可能是一位正直的领导人，而多半是一个很会煽动民众的骗子。纵观人类历史，这个结论千真万确。

7. 不要加入他们的游戏。

阴谋诡计是反社会人格者的工具。你得抵制自己与有魅力的反社会人格者一争高低的诱惑，不要试图在智力上碾压他们，不要尝试用精神分析来治疗他们，甚至连善意取笑他们的冲动都不要有。那样做除了会降低你的水准，还会让你忽略一件重要的事情，那就是保护你自己。

8. 保护自己的最好办法就是避开反社会人格者，拒绝与他们接触和沟通。

心理学家一般不建议人们采取回避的方式，但在这种情况下，我经过审慎的考虑之后允许有这个例外。对付你所辨识出的反社会人格者唯一切实有效的办法就是，不允许他们进入你的生活。反社会人格者完全活在社会契约之外，因此与他们建立关系或进行其他的社交往来非常危险。你首先得把他们赶出自己的人际关系和社交生活。你这么做不会伤害任何人的感情。这看似很奇怪，尽管反社会人格者可能会假装他们受到了伤害，但是伤害无从谈起，因为他们压根儿就没有此类情感。

你或许永远都没办法向你的家人或朋友解释清楚为什么你一直在回避某个人。辨识出反社会人格者很难，而向别人解释这件事情更难。不管怎么说，避开这种人就是了。

如果你不可能完全避开他们，那就制订计划尽可能地接近这个目标。

9. 质疑自己的妇人之仁。

我们应该把尊重留给仁爱而又不乏道德勇气的人。同情是另一种具有社会价值的反应，它应该留给那些真正受苦、遭遇不幸的人。相反，如果你发现自己经常同情一直伤害你或伤害其他人的家伙，而且这个家伙又在积极博取你的同情，那么几乎可以百分百地肯定，这个人就是反社会人格者。

关于这一点，我建议你严格审视一下自己是否有必要在所有场合都表现得"彬彬有礼"。对我们这个文化里的正常成年人来说，表现出所谓的"文明有礼"就像一种条件反射，而我们常常会发现自己会习惯性地表现出客气有礼的态度，即便是在有人激怒我们，一再对我们说谎或暗地中伤我们的时候。反社会人格者会利用这一点对我们进行盘剥并从中获益。

要拉得下脸，不要害怕自己对那种人不客气。

10. 不要尝试弥补已经无法弥补的事情。

第二次机会（第三次机会、第四次机会、第五次机会）要留给有良知的人。如果你应付的是一个没有良知的人，你得知道如何咽下这口气，及时止损。

在某种情况下，我们大多数人都需要学会人生中的重要一课（可能令人沮丧），那就是不管我们的初衷有多好，我们都无法控制其他人的行为，更不用说他们的品性了。请牢记这个人性事实，避免产生控制他人的野心，否则我们自己便会沦为那种控制欲极强的人。

如果你不想控制人，而是想帮助人，那就只帮助那些真正需要帮助的人。我想你会发现没有良知的人不在此列。

反社会人格者的行为不是你的错误造成的，你一点都没错。因此你的使命不是替他们赎罪或矫正他们，而是过好你自己的日子。

11. 千万不要出于同情或其他原因，而同意帮反社会人格者隐瞒其真实性格。

"求求你了，千万不要说出去"，这是窃贼、虐待儿童的人以及反社会人格者的惯用伎俩，说这话的人通常会痛哭流涕或咬牙切齿。不要被这些话迷惑。你应该提醒其他人，而不是替反社会人格者保密。

如果有个无良者坚称你"欠"了他什么，你就想想下面这段话："这是你欠我的"千百年来一直是反社会人格者的标准说辞，现在依旧如此。这也是汉娜的父亲在他们结束那场令人瞠目的监狱谈话时，暗示给汉娜的话。

我们往往会觉得"这是你欠我的"是一句很有说服力的话，但这句话根本就是空穴来风，所以不要理会它。此外，也不要理会他们所讲的"你跟我一样"，因为你跟他们不一样。

12. 捍卫自己的心智。

　　不要让某个没有良知的人，甚至一群这样的人说服你相信人性是一种失败。绝大多数人都有良知，绝大多数人都有爱的能力。

13. 好好生活就是对反社会人格者最好的报复。

尾声

　　我跟汉娜还会偶尔见面。

　　她父亲已获得假释，但过去的六年中汉娜都没有探望过他，甚至没跟他讲过话。汉娜失去了父亲以及这背后的原因，成为她内心永远的痛。

　　她母亲跟她父亲现已离婚，原因不在她父亲的那些暴力犯罪活动（汉娜的母亲以及社会上的其他人依然拒绝承认她爸爸干过那些事情），而是因为她父亲跟一个 19 岁的他以前的女学生被汉娜的母亲捉奸在床。

　　为了证明自己的实力，汉娜以优异的成绩念完了医学院。但她很快就发现一个明显的事实，当医生是他父亲对她的期许，并不是她自己的意愿。她爸爸觉得当医生能够享有崇高的名望。

　　尽管困难重重，汉娜还是保持了与可爱和可信之人情感沟通的能力，她也没有丧失自己的幽默感。例如，当她从医学院毕业之后，她告诉我说她发现"首先，不能伤害病人"这条医学誓言，根本不符合他父亲的期望。

汉娜同时申请了好几所法学院，都获得了录取。她最终决定进入一家长于辩护和人权问题的法学院。

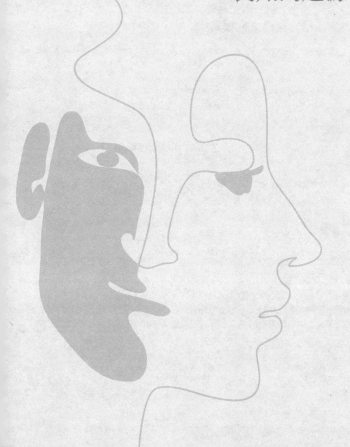

良知的起源

为什么任何一种动物，作为一个独

立的个体，都会选择牺牲自己来挽救其

他同伴的性命？

　　　　　　——美国医师刘易斯·托马斯

虽然我们极其清楚，大自然本是野蛮残忍的，[1]但为什么我们所有人都没有成为汉娜父亲那样的杀人凶手？为什么我们大多数人在多数情况下都会遵照叫我们不要杀人的第七感来行事，即便杀人可以获利也不行？还有一个没那么极端的问题：为什么我们在偷窃、撒谎或伤害别人的时候常常都会感到一种罪恶？

我们已经讨论过反社会人格的成因，所以公平的做法应该是再探讨一下它的孪生问题：良知是怎样炼成的？从某种角度来看，这个问题不仅仅是反社会人格成因问题的孪生姐妹，它实际上是个更重要、更加让人困惑的问题。自达尔文于1859年发表《物种起源》以来，绝大多数的科学理论都认为包括人类在内的所有生物，都是根据物竞天择的法则演化而来的。根据这条法则（流行更广的称谓是"丛林法则"），任何能够促进生物生存或繁衍的特征（这样自己的基因就能够得以传承）都易于在群体中保留下来。如果某个生理特征或行为倾向能够让个体获得适当的生存优势，让这群生物在各种情况、各种栖息地都能够世代繁衍下去，那么这个生理特征或行为倾向就会在漫长的进化过程中逐渐成为这个物种标准基因蓝图的一部分。

根据自然选择，老虎有爪子，变色龙会变色，老鼠懂得避开空地，袋貂会装死，猩猩有一颗硕大的头颅。因为有爪子的老虎、会伪装的蜥蜴、警觉的啮齿动物、会演戏的袋貂以及聪明的灵长类动物才能活得更久，才能养育更多后代。而且与那些不太走运（没有遗传到天然武器、伪装技巧、警觉性、演戏能力或高级智力）的同伴比起来，它们的后代的存活率更高，也能繁育更多后代。

但根据这几条毫无道德可言的丛林法则，道德感的限制力与干预力在掠食性动物（严格意义上来讲，人类就属于掠食性动物）身上，究竟能够发挥何种作用？例如，让我们试想一下，一条有良知的大白鲨能活多久？那么，人类的良知到底是从哪里进化来的？

让我们用换种方式来陈述这个非同寻常的问题。假设有一群人流落到一座资源有限的偏僻小岛之上。长远来看，哪种性格的人存活下来的机会更大？是正直而有道德的人呢，还是斯基普之流的残酷无情的人？是善良而富有同情心的杰姬·鲁宾斯坦，还是多琳·利特菲尔德？是善良的西妮，还是自私的洛克？是汉娜，还是汉娜的父亲？如果这座岛上生活着其他一些人，幸存者就可以跟他们生儿育女，鉴于反社会人格者至少有一部分是基因决定的，那么经过世代的繁衍以后，这座岛最终会不会被没有良知的人占据？这些反社会人格者会不会不经思考就决定把这座岛的资源统统耗尽，然后大家都死掉？相反，如果在这座生命如此脆弱、残忍无情才有回报的岛上，还能够找到有良知的人，他们该拿什么培养自己的道德感？

由于存在这种进化论似乎无法解释的难题，博物学家、社会生物学家、比较心理学家以及哲学家长久以来一直对人类以及其他动物身上无私特质的起源非常感兴趣。只要我们仔细观察所谓高级动物的行为，就会发现自私的"生存至上主义"与"社会利益"之间泾渭分明，而且针锋相对。当然，这种对立在人类中体现得最为极端。我们开展野蛮凶残的竞争，并教育我们的孩子也这么做；我们为战争筹款，花钱制造大规模杀伤性武器；而我们也会设立慈善基金，制定社会福利计划，为无家可归者提供庇护所，还会努力教育那群同样被我们训练要与别人残酷竞争的孩子，做人要善良。

人类这一物种产生过拿破仑，但也诞生过特蕾莎修女。但根据基要主义进化论，特蕾莎修女根本就不可能诞生，因为不论是恻隐之心还是善恶观念似乎都跟丛林法则不沾边。那么这到底是怎么回事？就像戴维·帕皮诺在《纽约时报》上针对马特·里德利的著作《美德的起源》〇所写的评论："当我们的祖先在非洲大草原上四处觅食的时候，如果好人总是落后吃亏，那么为什么道德会如此自然地在我们身上流传至今？"

而且很难说人类就是唯一一种具有无私精神的动物。汤姆

〇　本书已由机械工业出版社出版。

森瞪羚看到掠食者的时候，会跳上跳下引起羚群注意，增加同伴逃生机会，但这么做却会降低自己的生存机会。黑猩猩会把肉食拿出来跟同类分享，有时甚至还会把它们最心爱的水果拿出来分享。根据生物心理学家弗朗斯·德瓦尔的观察，当渡鸦发现尸体残骸的时候，会把这一宝贵的发现大声地通知给同伴，但这样做也会引来狼群对自己的注意。[2]

当生存成为核心主题的时候，可以明显发现，个体利益和群体利益之间一定存在冲突。被进化心理学家称为"利他行为"的起源有诸多争论，通常集中在进化的"天择单位"上。所谓物竞天择的"择"只是针对个体，还是可能会扩展到群体，进而提高该群体的生存优势？

如果"适者生存"的应用范围仅限于个体这个天择单位的话，那么就无法解释"无私"的品质是如何演化来的。基于同样的原因，残酷无情的斯基普、多琳、洛克和汉娜的父亲在荒岛上，一定比其他人活得更久。但如果天择单位是整个群体，那么出现一定的利他行为就说得通了。很简单，一个由互相合作、互相照顾的个体组成的群体要比一群互相竞争、彼此漠视的个体更容易生存下来。从生存的观点来看，一个成功的群体应该是这样的，成员们会在一定程度上团结合作，而不是争夺统治地位并排斥同伴。

"群体选择"以及它所暗示出的人类的利他本性，曾经在进化论学家中引发了极大的争议，这件事反映出进化论本身也处于进化之中。早期的群体选择理论假定了一种可能，即在进化的最初，就存在一些由利他性个体组成的凝聚力很强的群体（会发出警示信号的哺乳动物、会发信号通知同伴觅食的鸟类、慷慨的灵长类动物等），以供群体选择之用。在这个牵强的假设里竟然凭空出现了一大群利他群体，这让很多学者感到恼火，他们把这个假设贴上了"弱科学"的标签，以示谴责。

1966 年，芝加哥大学的乔治·威廉斯出版了一本书《适应与自然选择》，[3] 该书现已成为经典教材。他在这本书里提出一个观点：虽然群体选择在理论上可行，但在自然界里几乎不可能发生。威廉斯写道，群体或个体都不是天择的基本单位，他认为天择的真正单位是基因本身。与克隆出来的组织不同，对于一个由生殖而来的生物而言，基因能够随着时间推移进行自我复制，可以说是唯一的天择单位。子女并不是他们父母的精确翻版，但他们的基因却精确地复制于父母。所以，威廉斯坚持认为，基因一定是可被自然选择有效利用的唯一单位。换句话说，"适者生存"指的是最适合的基因（更确切地说，是编码于这些基因上的信息）能够生存下来，并不一定是最适合的动物个体或群体。在威廉斯看来，个体和群体不过是充当承载遗传信息的临时环境而已。

十年后，也就是 1976 年，理查德·道金斯在《自私的基因》这本至今仍然畅销的著作中拓展了威廉斯的基因中心论以及生物学家汉密尔顿的"亲属选择"概念。[4] 亲属选择概念从个体层面出发，通过唤起基因的"自私"，似是而非地重新诠释了无私行为的演化。这是个相当陌生的概念，所以有必要做一些说明。

亲属选择是指：如果个体不仅保卫自己生存和繁衍的机会，也保卫那些与自己共享某些基因结构的个体的生存和繁衍，那么他的基因蓝图片段就能够更好地得到保存（也就是说，这一个体唯一的生物学面貌就更有机会"永垂不朽"）。[5] 如果他对自己的血亲表现出慷慨和保护，那么他们生存和繁衍的概率就会提高，从而增加自己传给后代的基因数目，因为他的亲属和他拥有许多共同的基因。

　　当然，"自私的基因"这一措辞并不是说DNA会思考，会带着自己欲望去感受。道金斯用的是一种比喻，意思是说物种的特征由基因决定，而这些基因能够让个体通过思维、感受和行动尽可能多地把自己留在基因池里，而不论那些思维、感受和行动会对个体本身产生怎样的影响。例如，如果我的大脑能够让我建立情感依附关系，而我感到跟堂（表）兄弟姐妹们很亲密，所以就把我的水果分享给他们，这么做我自己的寿命可能会缩短，但从平均角度来看，我的基因继续留在群体里的机会实际上会大大增加。因为我和堂（表）兄弟姐妹中的每一个人都享有一部分共同的基因。而我通过延长他们的寿命而捐入基因池里的基因很有可能就包括了那些能够让我感受到情感依附的基因。

　　换句话说，有关情感依附的基因是"自私的"，这些基因存在的目的是促进它们自身的繁衍，而且它们不会考虑个体的福祉甚至个体生存。诚如英国诗人巴特勒的名言："鸡是蛋用来制造另一颗蛋的手段。"

根据许多进化论学家的说法，因为我们跟父母双亲、兄弟姐妹和子女共有最多的基因组，因此亲属选择就可以用来解释一个事实：我们对自己的父母双亲、兄弟姐妹和子女要比对远亲或陌生人更加无私。除此之外，亲属选择还可以用来解释为什么我们会抚养和保护自己的孩子，即使这样会消耗我们自己的精力和生存资源。从这个很有说服力的理论来看，良知就是基因设定的机制，这个机制确保我们不会漠视和我们享有共同基因的人。

　　至于我们对前面提及的那些远亲和陌生人所展现出的由基因设定的良知，持基因中心论的进化论学家认为，在他们的自然选择理论当中，基因能够带来"互惠利他行为"或双赢行为，如分工、交友、合作、避免冲突等。这些行为由诸如感激、同情和良知之类的情感充当媒介，因此就基因的自然选择而言，此类情感具备其自身优势。

　　但当群体选择学说再度兴起时，包括戴维·斯隆·威尔逊和史蒂芬·杰伊·古尔德在内的其他一些进化论学家从生物学和行为科学出发考虑进化问题，他们认为进化或许发生在更多的层面上，并不仅限于基因层面。[6] 自然学家古尔德重新考察了古生物学方面的证据，他主张自然选择发生在多个层面，从基因到个体再到群体，甚至（特别是）到物种。除此之外，他认为，有些力量（如全球性或近乎全球性灾难等事件）不同于自然选择潜移默化的方式，短时间便会对生物的演化造成重大影响，而且有可能会再度影响。

自然选择的层面各式各样，难免会造成彼此之间的相互冲突，尤其是跟利他行为以及良知这样的情感有关的层面。在基因层面和群体层面上，良知有着生存适应性，所以自然选择会把良知保留下来；但在个体层面上，良知的"缺失"有时候更适合生存。大自然会以这种方式，一方面持续在大多数人身上培育良知，而在另外一个层面上，会让少量没有情感依附和良知的个体茁壮成长。

正如进化论学家戴维·斯隆·威尔逊所言："我们有足够的学术根据和实际理由来区分两种截然不同的行为，一个是为群体组织做出贡献而得以延续的行为，一个是因破坏群体组织而得以延续的行为。这就是我们平日所说的'自私'和'无私'，'道德'和'不道德'。"[7]威尔逊在这里所描述的就是之前那个会把人搞糊涂又让人觉得很熟悉的二分法：多数人都希望减少冲突，必要时与人进行分享，与自己所爱的人一起生活；而少数人利用冲突壮大自己，人生对他们而言无非就是一场以主宰他人为目的的持续竞争。

因此我们发现，即便是在最为简单的生物层面上，善恶之争也要远远早于人类的出现。然而，这种斗争的结果很有可能取决于我们，它的终极解决方案将取决于我们怎样面对人类给这个世界带来的尖锐挑战，反社会人格问题就包含其中。我们现在才开始理解，自然选择偏爱人类当中出现的某种程度的利他特质，而且也会让人类形成爱的能力，让人类在依旧微弱的良知之声的呼唤下，以积极的意向紧密地联系在一起。至少

96% 的人是这样的，但我们最终如何解决那 4% 的人制造出来的人类生存问题，目前来说仍然不得而知。

海因茨困境

让我们从进化心理学领域转向发展心理学领域，审视一个有趣的问题："儿童是如何发展出良知的？"良知是随着其他心智能力的增长在儿童心里自然绽放出的，还是儿童在生活里，通过家庭、社会以及文化的教育而习得的？

良知作为一种情感还没有被这样研究过，不过我们可以从它的智慧伴侣，即道德推理身上学到很多事情。道德推理是一个陪伴并且帮助良知做出决定的思考过程。如果我们努力尝试这样做，就能够用词汇、概念以及原理表达我们的道德推理。

当乔开着他的奥迪车，良知倍受拷问的时候，他就是在进行道德推理，正在设法搞清楚自己应该参加那个重要的会议，还是应该回家喂狗。我们已经知道，良知就是建立在乔对锐步的情感依附基础上的责任感。道德推理是一个过程，他借助这一过程确定自己负有哪些责任，以及如何尽到责任。（这只狗到底会饿到什么样？它会渴死吗？开会和喂狗哪个更重要？哪件事才是正确的选择？）

这个几近普遍的能力，这个会让人扪心自问，从是否应该回家喂狗到应不应该发射核弹等各种道德伦理问题的能力，来自哪里？

关于道德推理的系统化研究始于瑞士心理学家让·皮亚杰在 20 世纪 30 年代所做的工作。[8] 皮亚杰在他的《儿童的道德判断》这本影响深远的著作里分析了儿童对权威形象、撒谎和偷窃行为以及正义概念的看法。他从对儿童的观察着手，详细记录了不同年龄的儿童如何构想游戏规则，如何诠释道德困境。皮亚杰的方法论是"结构性的"，即他认为人类在心理和哲学方面的发展是渐进的，认知发展的每个阶段都以前一个阶段为基础，而且这个发展过程在所有儿童的成长经历当中都以同样的顺序在进行。

皮亚杰描述了道德发展的两大阶段。第一个阶段是"他律道德"或"道德现实主义"，在该阶段，儿童遵守规范的原因在于他们以为规范不可变更。这个阶段的幼儿认为一个特定的行为要么绝对正确要么绝对错误，如果人们被发现做了错事，他们将不可避免地受到惩罚，皮亚杰把儿童的这种心理预期称为"立即惩处"。第二个阶段是"自律道德"或"互惠主义"，在该阶段，儿童将规范视为相对的，而且在一定的条件下具有弹性，而且他们的正义概念中还会纳入对别人意图的考量。大一点的儿童可以"去中心化"他们的观点（观点不那么以自我为中心），而且他们能够理解道德规范对社会运作非常重要，而不仅仅是为了规避给某一个个体造成的伤害。

著名心理学家和教育家劳伦斯·科尔伯格继承了皮亚杰学派的传统，也受到了美国哲学家杜威的影响。[9] 20 世纪 60 年代末，他在哈佛大学道德教育中心开始做道德判断方面的研究，试图弄清普适的道德发展阶段是否真的存在。

科尔伯格的理论基于对 6～16 岁男孩的访谈，这些孩子来自美国、中国台湾地区、墨西哥、土耳其和尤卡坦半岛。他会在访谈过程中给男孩讲 10 个故事，每个故事都包含了某种道德困境。其中最有名的一个故事是在 40 多年前创造出来的，会让我们联想到当前制药企业和处方药成本方面的争议。这个故事叫"海因茨困境"，重述如下：

> 海因茨的妻子得了一种罕见的癌症，生命垂危。医生说有一种药能够救她，这种药是海因茨所在的那个镇上的一个药剂师最近发明出来的一种含镭的化合物。制造这种药的原料很昂贵，药剂师会向客户收取 10 倍于成本的价钱。药剂师买镭花了 200 美元，然后以每一小剂 2000 美元的价格卖给客户。海因茨跑去向所有他能想到的人借钱，最后也只借到了 1000 美元左右。海因茨跟药剂师解释，要是没有这种药，他妻子就得等死，他祈求药剂师能够便宜点卖给他，或是让他过一阵子再把药钱补齐。但药剂师的回复是："那可不行，我发明这种药，是要靠它赚钱的。"海因茨变得很绝望。为救妻子一命，他闯进了药房偷走了药。
>
> 海因茨应该那么做吗？

科尔伯格感兴趣的主要不在于孩子们对"海因茨应该那么做吗？"这个问题的回答，而是他们回答背后的推理过程，他把这个过程做了记录。科尔伯格基于诸多访谈提出，儿童的道德发展依循一个普适过程，从利己行为到有原则操守的行为，这个过程可以用道德发展的三个层次加以描述。这三个发展层次需要愈发复杂和抽象的思维模式，随着儿童认知能力逐渐成熟，前一个层级就会被后面的层级取代。

根据科尔伯格的道德发展理论，7～10岁的儿童处在"道德成规前期"的推理阶段，他们会顺从成年人的权威并遵守规范，这么做的原因只是因为他们对赏罚具有预期。科尔伯格认为幼童在"道德成规前期"的推理本质上是"前道德的"。对于海因茨困境最为典型的"前道德"反应是："不应该，海因茨不应该那么做，因为他会受到惩罚。"

大概从10岁开始，儿童就进入了道德推理的"道德成规期"，他们的行为受到别人意见的引导，有服从规范的意愿。在这个层级，服从权威本身成为一种价值，与即刻赏罚或更高的原则无关。科尔伯格认为，儿童在13岁之前都是用"道德成规期"的推理来回答大多数道德问题。对海因茨偷窃行为的"道德成规期"的推理是这样的："不应该，他不应该偷药。偷东西是违法行为。大家都清楚这一点。"

根据科尔伯格的说法，有些人大概从青春期开始就会由"道德成规期"推理层次发展到第三层，这是最高的一层，科尔伯格称之为"道德成规后期"。第三个层次要求一个人形成抽象的道德原则，并且按照这些原则来行事以满足自己的良知，而非别人的认可。在道德成规后期，道德推理凌驾于具体的社会规范之上，与人们现已理解的社会规范之间经常会发生冲突。

这个阶段的推理中已经掺杂了许多易变、抽象的概念，如自由、尊严、正义和尊重生命等。就海因茨困境而言，处在"道德成规后期"的人经过道德推理很可能坚持生命比金钱宝贵，而且"生命神圣"这一道德律令高于有关偷窃行为的社会规范。（"是的，这是一个难以回答的问题，不过我理解海因茨为何会去偷这种救命的药。何况药剂师只是为了赚钱才不卖给他。"）

科尔伯格认为，绝大多数人从未完全达到"道德成规后期"的道德推理层次，即便是在他们成年之后，因为他在访问了年纪更大的男孩和年轻人之后发现，能够清晰表达出第三层推理结果的人不足 10%。我在这里补充一下，如果科尔伯格的看法是对的，那么这就有助于解释一个奇怪的事实：当谈到前面提到的大制药公司的时候，民众的道德义愤相对较轻。或许绝大多数人（尤其是美国人）倾向于接受药剂师的所有权主张，即"这种药是我发明的，我打算靠它赚钱"。重视所有权高于一切是成规期道德推理的一部分，或者至少对北美地区长大的人来说是如此。

性别与文化

科尔伯格的道德发展体系（即便在最高层次当中）遗漏了什么因素？答案是：海因茨与妻子的感情。即便是跟深入骨髓的"生命神圣"原则相比，这个因素也显然是更个人化，而且或许更有说服力。

而科尔伯格的整个研究设计最主要的纰漏在哪里？那就是

他的调查对象只有男孩。不知道科尔伯格这位优秀的社会科学家为何会对另一半人口视而不见？

这个疏忽是 1982 年卡罗尔·吉利根在她的一部划时代巨著《不同的声音：心理学理论与女性的发展》中提出来的。吉利根师从科尔伯格，对"道德发展的普适阶段理论"的研究有着浓厚的兴趣，但她完全不同意科尔伯格提出的道德层次理论中比较局限的内容。[10] 她表示，科尔伯格提出的道德推理模型是基于"正义伦理"的，过分重视"规范"，不论这些规范是具体的还是抽象的。吉利根认为，科尔伯格仅仅得到"正义伦理"的原因在于他的访谈对象只有男孩，但如果把女孩也纳入调查对象，调查结果就可能形成一套非常不同的理论体系。她采访了多位正处于人生转折点的女性，发现这些女性考虑事情的出发点是关怀，而非"规范"。由此吉利根确定，女性根据"关怀伦理"来进行道德推理，有别于男性所用的"正义伦理"。她的理论是，女性用"关怀伦理"来进行道德推理的原因在于，女孩们认同的是自己的母亲，而且女孩更容易从强调人际响应的家庭中获得经验。

吉利根指出，"关怀伦理"和"正义伦理"并无优劣之分，二者无非是发出了不同的声音而已。男性思考的是对社会规范或个人规范的依附，女性思考的则是对人的依附。吉利根表示，女性的道德发展过程不只是基于认知能力的变化，也基于她们对自我和社会环境感知方式的变化上。

处在"道德成规后期"的女性在判断海因茨困境时，会提及海因茨跟他妻子感情的重要性，她们或许也会说药剂师的说辞很缺德，因为他在有能力救人一命时，竟然选择袖手旁观。吉利根相信，女性在"道德成规后期"的道德推理关注的是价值"不要对自己或别人造成伤害"。比起"生命神圣"之类的普适原则，这是一个更具体的价值判断，与人的关系也更密切，而且在很多方面更为苛刻。

我们要感谢卡罗尔·吉利根的贡献，心理学家和教育学家现在已经知道，道德推理不是单维的，而且人类的道德发展也比我们最初所以为的更复杂。最近 20 年来，许多新的研究向我们表明，在进行道德推理的时候，女性和男性或许都会同时用到"关怀伦理"和"正义伦理"。[11] 这两种不同的声音形成了复杂的和声，而性别差异会让这个问题变得更加复杂。

我们现在也已经知道，道德发展并没有全人类可以共同经历的普适阶段，光是两个性别之间的发展历程就存在很大差异。文化相对主义甚至存在于道德领域。而如果道德推理有两个不同维度，一个是正义，一个是关怀，那为什么不会有三个、一百个甚至更多的维度？既然人类有各种不同境遇、不同价值观、不同的抚养后代的方式，那为什么不会存在同样多的道德观点呢？

对背景和文化在道德判断中重要性的阐述，可以参见耶鲁大学的琼·米勒和戴维·伯索夫所做的研究。[12] 米勒和伯索夫研究过美国康涅狄格州纽黑文市的儿童和成人，并对比了印度南部的迈索尔市信仰印度教的儿童和成人。他们指出，美国文化鼓励个人主义，不论对男孩还是女孩都鼓励独立、追求个人发展；而信仰印度教的文化教给人们（不论男女）的则是彼此依存的观念，他们的文化宣扬人与人之间永恒的纽带，而且个人野心永远都要屈从于群体目标。

米勒和伯索夫在关于道德发展的研究中发现，信仰印度教的印度人倾向于把人际责任当作社会加于自身的道德义务，这与美国人的看法完全相反，美国人会把人际责任当作一个由个人来决定接受与否的选项。比方说，在父母已无法继续照顾患有唐氏综合征的姐姐时，自己该不该接手呢？尽管这个决定包含一定道德考量，美国人还是会认为它是一个个人选择的问题。但信仰印度教的印度人会把这种情况视为一个毫无商量余地的道德律令——达摩（dharma）⊖，而这也是社会期望他做的事情，如果有必要，整个家族都会强迫他履行这个职责。而且，印度人认为人际责任与生俱来，绝大多数人都倾向于负起这个责任，这与美国人的看法完全相反；美国人认为，社会期望和个人意愿几乎总是彼此对立，而一个人必须以某种方式在二者之间取得"平衡"。

美国人和印度人在信仰和早期教育方面的差距如此之大，这就在道德推理方面造成巨大的跨文化差异。米勒和伯索夫的

⊖ 印度教术语，即"法"，在印度教的语境中，它意味着一个人的正当义务与责任，而印度宗教的"法"受个人的年龄、等级、职业和性别的影响。——译者注

报告指出，信仰印度教的印度男女都是根据"职责观点"形成自身道德判断的维度，而这个维度不同于"正义伦理"和"关怀伦理"。他们的结论是："这些研究结果的解读表明，美国文化和印度文化在人际道德规范方面的发展分属于两个截然不同的类型，反映了两种文化所强调的'自我'存在鲜明的对比。"

然而，尽管作为不同文化副产品的道德判断过程各种各样，但最后分析起来，还是有一项内容更接近核心，更为深刻和稳定。这个心理元素就是我们已经认识到各种道德力量之间存在不可调和的斗争。我们接受善与恶的二元对立，形成了一个普遍的认识，[13] 这实在令人惊讶（至少社会学家都很惊讶）。善恶之间的斗争是永恒的人类阴谋，不受文化影响，而且不论文化性别为何，人们很容易就能辨认出这个近乎普遍的道德斗争。我会预期南印度的女人对这个分裂的道德领域持有这种最基本的认识，而她也会预期我对善恶已经有了基本认识。例如，就拿一贫如洗的海因茨来说，我们除了会对他应该如何解决道德困境（即他该做什么，不该做什么）做出道德判断以外，不管处于何种文化背景的人们都会同意，海因茨愿意为他所爱的人献身，所以海因茨在故事一开始的时候就处在道德高地，而那个自私的药剂师的行为则相当恶劣。

道德推理的理性过程本身，也就是我们如何思考道德困境，以及决定采取什么样的具体行动，并不具备全局一致性。但我们对善恶之争的情感反应，也就是人人皆有、能够超越我们所有差异和局限的第七感，是否存在一致性？

如果存在，它是什么样的感觉？

连接全球的纽带

当我动笔写"良知的起源"这一章的最后一节内容的时候，正好是 2003 年 9 月 11 日的早晨。我通常喜欢安静的工作环境，但今天早上，我打开了另一个房间的电视机，这样我就能够听见世贸大楼遗址前孩子们的声音，他们正在一个一个地念着逝者的名字。那天早上我送女儿去上学，就像两年前的 9 月 11 日一样。差别只在于两年前的那一天，在我送她上学到她放学回家的这段时间里，整个世界都改变了。

我发现情感依旧容易汹涌袭来，尽管悲剧的发生已有两年之久。

一个人在灾难期间所产生的诸多意外反应之中，最令我诧异的一种是，我突然非常清醒地意识到，我生命中认识的所有人都和我相关，都对我很重要，哪怕我们当初只有过短暂的接触，我也觉得自己对他们有感情。在 2001 年 9 月 11 日之后，我想起了很多年乃至数十年未见，甚至都不曾想起的友人。我能够在脑海里看见这些人的脸庞，清晰得令人不安。我已经不知道他们当中好多人的下落，他们出现在我的生命中已是很久以前了，但我想给他们所有人打电话。我想问问我在北卡罗来纳州的高中作文老师、我的大学室友、我住在费城时常去的那家杂货店的善良的老板（这个老板会把食物赠送给无力购买的人，还会嘱咐其他客人对此保密），他们现在过得怎样。他们现在都还好吗？我给能联系上的人都打了电话，甚至没有人因突然接到我的电话而觉得奇怪，我们只是要确认彼此是否安好。

道德推理，即我们对道德困境的思考方式，根本就不是前后一致的，也不是放诸四海皆准的。道德推理会随着年龄、性别的不同而存在差异，还会随着所处文化、特别是居住地区或所在家庭的不同而有差异。例如，我和邻居之间，对恐怖主义的看法以及我们应该如何对付恐怖主义的想法有所不同，而且肯定与大洋彼岸或另一块大陆上的人们的看法截然不同。但因为某种奇迹，有一件事几乎在我们所有人当中都是恒定的。那就是，除了一些明显的特例，我们对其他人都有很深的情感依附。情感依附存在于大多数人的身上，它存在于构成我们身体和大脑的分子里，有时我们会突然强烈地感受到它。情感依附从基因开始，不断向外发散到我们的文化、信仰以及宗教体系当中，它在低声细语提醒我们是一个统一体。不管它起源何处，这就是良知的本质。

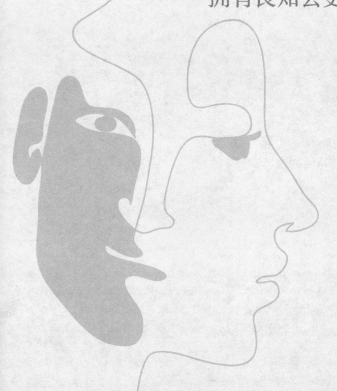

伯尼的选择：为什么
拥有良知会更好

幸福就是思想、语言和行为的完全
和谐。

　　　　　　　　　　　——甘地

假如你能够完全摆脱良知，而不会有道德上的顾虑，也不会有一丁点儿罪恶感，你觉得你会如何过活此生？

我经常会问别人这个问题，而得到的典型反应是：在迟疑的"呃"或"我的天啊"的惊叹之余，便是一阵沉默。在沉默中，他们苦苦思索的表情显得有些狰狞，就好像有人在用他们似懂非懂的语言问他们问题。然后，大多数人都会笑一笑，看起来好像是被良知这个生命中的权威搞得很尴尬，然后会接着说："我真的不知道自己会做些什么，但肯定不会是我现在所做的事情。"

在惊叹和短暂的沉默之后，一个特别有想象力的人笑着说："或许我会在一个小国当个独裁者吧。"他这么说就好像这个狂野的念头比他实际追求的蛮有社会地位职业生涯更让人心动似的。

不要良知才是聪明的选择吗？要是没有良知，我们会变得更幸福吗？我们知道那群人（那群只顾自己的反社会人格者）下场都很糟糕。但在现实的个人层面上，如果我们能够摆脱良知的束缚，你我就会变得更幸福或过得更好吗？当然有时候看上去确实如此。就在我们勤勤恳恳地工作，老老实实地还车贷的时候，不诚实的家伙已经爬上了权力的宝座，企业内鬼购买了私人飞机和游艇。但这件事情的真相是什么？从心理学的观点来看，反社会人格者真的比我们过得好吗？还是拥有良知会让我们过得更好？

从一开始，我们就被自然选择以一种带有讽刺意味的功利方式设定成会分享的社会化生物，我们的大脑被设定成对彼此有情感联系，而且拥有良知。或者更确切地讲，除了少数一些人之外，大多数人都是被自然选择如此设定的。得益于一种不同但同等高效的天择过程，少数一些人演化成为流氓无赖，他们对同胞漠不关心，与他人没有情感依附，满脑子装的都是极度自私的想法。从21世纪的心理学角度来看，有社会良知的人和反社会人格者，到底哪一种人过得更好？

赢的失利面

一个难以反驳的观察结果在于，完全不受良知约束的人有时候能够获得权力和财富，至少在一段时间内能做到。有史书中有太多章节，从头几行一直到最后几页都在讲侵略者、征服者、强盗贵族和帝国缔造者所取得的丰功伟绩。这些人不是已经死去太久，就是位高权重，因此不能用临床心理医生青睐的方式对他们做出正式评价。但从他们广为人知或者被大量记载的行为来看，即便不清楚他们精神病态量表的分数如何，我们还是可以假定他们当中有相当一部分人没有基于对他人情感依附的责任感。换句话说，他们其中有一些人就是反社会人格者。

更糟糕的是，残暴的征服者和帝国缔造者通常都会让当时的人们感到敬畏，而他们在世时，往往被视为整个人类的楷模。而多数实施过大规模屠杀或强暴的坏人最后的下场不是自杀就是被忍无可忍、怒不可遏的部下干掉。罗马皇帝卡里古拉被他的禁卫军暗杀；希特勒被认定是吞枪自杀，他的尸体据说被泼上了柴油烧掉；墨索里尼被枪杀，尸体被倒吊在广场上。

全世界的反社会人格者大都没有好下场，这种趋势在普通的反社会人格者身上体现得也是一样明显。从最终的分析来看，不论反社会人格的规模大小，它似乎都是一场败局。例如，汉娜的父亲在 50 岁的时候失去了最宝贵的一切，包括他的工作、在社区的地位、漂亮的妻子以及可爱的女儿，而这一切全都是他乐此不疲地参与贩卖海洛因的游戏所致，他最后很可能死于一个三流罪犯的枪口之下。至于洛克，我的病人西妮的懒惰成性的前夫，也失去了最宝贵的一切，包括妻子、儿子甚至他钟爱的游泳池。超级斯基普，虽然轻率地认为自己无懈可击、聪明绝顶，绝对不会被美国证券交易委员会之类的机构打垮，但等到证监会最终开始认真对他进行调查的时候，他的无懈可击和聪明绝顶就很有可能被证伪。多琳·利特菲尔德"医生"虽然拥有足以拿到博士学位的聪明才智，但她还是选择到一个又一个偏僻的角落招摇撞骗，用一种无聊的游戏报复她所嫉妒的正派之人，直到最后无处可去。在她 50 岁的时候，疲于奔命的生活和不加抑制的贪婪会让她一贫如洗，也会让她的容颜衰老成一个 70 岁的无聊老太婆的样子。

这条名单还可以不断地列下去。跟一般人的看法刚好相反，残忍无情并不会让你拥有更好的人生。我们甚至可以这样概括，对于一个异常有耐心的观察者来说，有一个办法可以判断我们怀疑的某个人是不是反社会人格者，就是等到他行将就木时，看看他有没有把自己的人生毁掉，不管是部分毁掉还是全部毁掉。他真的拥有你渴望拥有的东西吗？还是说他孤独无依、令人生厌？这些"强者"垮掉的方式或许会让人震惊吧？

从我们开始记载战争、侵略和大规模屠杀以来，历史学家会经常提到，人类群体似乎会不断产生出某一类制造灾难、毫无道德的恶棍。我们刚除掉一个没多久，另一个又在地球的某个地方冒了出来。从群体遗传学的角度分析，这件怪事或许蕴涵了一些真理。而且，因为我们对这些人一知半解，他们的心理与我们大相径庭，在他们以一种高深莫测的方式做出毁灭人性的行为之前，我们通常都辨认不出也没办法阻止他们。但就像甘地所言："他们最终难逃失败。认真想想，永远如此！"这话令人惊讶又给人慰藉。

在微观范围内情况也是如此。没有良知的普通人会给他们的家庭或社群带来痛苦，但最后的下场往往都是自我毁灭。流落到孤岛上的反社会人格者或许可以通过控制几个人而活得长久一些，或许还能散播他们的基因。但到最后，他们的下场很可能是头朝下，悬尸于树。

他们最终逃脱不了失败的宿命，理由很简单，尤其是在诸如墨索里尼等暴君的例子当中，他们都是被出离愤怒的部下杀死或者致残。如果你压迫、掠夺、谋杀、强暴的人数足够多，那么终究会有人联合起来向你复仇。我们也可以从多琳·利特菲尔德这个平凡的故事当中观察到这一点。她每次都是在作死，最终总会把一个不该惹的人惹毛。但还有其他一些隐蔽性较强的理由，能够解释为何没有良知会导致人生的失败，这些理由跟旁人出离愤怒的报复举动没有关系，而是跟反社会人格者的心理直接相关。

第一个理由就是无聊，直白而简单。

仅仅是无聊而已吗

虽然我们都知道无聊的感觉，但绝大多数正常的成年人不会常常感到无聊至极。我们会产生压力、奔忙以及忧虑的感觉，但很少会纯粹觉得无聊，部分原因是我们实在压力太大、太忙、太过焦虑。我们无事可干的时候通常会觉得自己需要休息一会儿，并不会感到枯燥。我们只能从童年回忆当中寻找无聊至极的体验。儿童和青少年常觉得无聊，如此无聊甚至让他们难以忍受。持续的刺激、探索和不断学习，正是他们一种极为正常的发育需求，但在长途旅行的途中，下雨天的午后，或者上自习的时候，这种需求就得不到满足。童年时期的无聊可以说是一种酷刑，那种感觉就像是慢性头痛，或是口渴至极。无聊能够带来严重的伤害，被无聊折磨的孩子会想要通过喊叫来发泄郁闷的心情，或是想要把东西狠狠地砸碎在墙上。无聊至极可以说是一种极大的痛苦。

常人很幸运，因为在成年后就不再需要这种持续不断的刺激。尽管承受的压力很大，但我们还是倾向把刺激控制在一定的范围之内，不能过多，也不能太少，反社会人格者除外。反社会人格者说自己一直渴望更多的刺激。有些人会用"上瘾"这个词来形容这种渴望，比如对刺激或冒险上瘾。这种上瘾现象的发生是因为缺乏情感生活的调剂，而治疗"刺激欠缺"的最佳（或许唯一）方法就是情感生活，因此在很多心理学专著里，"唤起"⊖和"情感反应"这两个术语几乎可以互换。我们跟其他人的情感联系、彼此磨合以及共同度过的欢乐与痛苦的时刻都能给我们刺激，但反社会人格者却没有这种情感生活。他们感受不到让我们时而痛苦、时而兴奋的刺激，这种刺激伴随我们对其他人的真正情感依附而来，并且始终存在。

某些心理学实验涉及电击和巨大噪声的干扰情况，实验发现反社会人格者身上很少出现常人在焦虑和恐惧时通常会有的生理反应（流汗、心跳加快等）。[1]他们只有在支配别人的时候才能获得足够的刺激，但这些游戏很快就会变得无聊起来。就像吸毒一样，反社会人格者也得把这些游戏不断玩下去，越玩越大，玩得多大取决于这个反社会人格者掌控了多少资源和才能，并不是每个反社会人格者都能玩得起。因此，反社会人格

⊖ 大脑皮层因受到刺激而觉醒，使心跳加快、血压升高，进而提高注意力和反应能力。——译者注

者几乎永远无法摆脱无聊的痛苦。

有些反社会人格者用化学方法缓解一时的无聊，也是他们成为酒鬼和瘾君子的部分原因。据一项 1990 年发表在《美国医学会杂志》上关于并发症的研究估计，75% 的反社会人格者有酒精依赖，有 50% 的反社会人格者还会滥用其他药物。[2] 因此，反社会人格者除了会对冒险上瘾之外，通常也会对一般的致瘾物上瘾。吸毒能够获得一种"巅峰体验"，而且具有一定危险性，因此对没有良知的人有很强的吸引力，而且毒品文化让很多反社会人格者自得其所。

另一项于 1993 年发表在《美国精神病学杂志》上的研究发现，被诊断出具有反社会人格障碍的静脉注射毒瘾患者当中，有 18% 的人艾滋病毒抗原呈阳性，而没有反社会人格障碍的类似患者只有 8% 的人艾滋病毒抗原呈阳性。[3] 反社会人格者感染艾滋病的概率更高，这大概是由他们频繁进行冒险性行为所致。

这些统计数据把我们带回到我在前文提出的问题：缺乏良知是一种适应障碍，还是精神障碍？精神障碍的一个定义是：任何会导致人生实质性毁灭的心理条件。也就是说，一个人根据整体健康和智力水平所应具有的活动行为能力将会因此受到严重损伤和限制。常识告诉我们，只要患有任何一种精神障碍（重度抑郁、慢性焦虑、偏执狂等），人生就很有可能走向毁灭。但如果缺乏某种纯粹的道德品质又会怎样？缺乏良知会怎样？我们知道，反社会人格者几乎永远都不会寻求治疗，但他们的生命依旧会走向毁灭吗？

解决这个问题有个办法，就是先思考对反社会人格者的人生意义重大的那些事（也就是"赢"和"支配他人"），然后思考下面这个问题：为何并非所有的反社会人格者都位高权重？鉴于他们目标明确，而且没有良知、行事自由，因此他们都应该成为国家领袖或跨国企业 CEO，或者至少是高水平的专业人士或某个小国的独裁者？为什么他们不能一直获胜？

他们就是做不到这一点。相反，这些人大都默默无闻，顶多只能控制他们的小孩、患抑郁症的配偶，或者几个员工和同事。像汉娜父亲那样锒铛入狱的不在少数，生活或事业出问题的也不在少数，但像斯基普那么有钱的很少，有名的则更是寥寥无几。他们大多数人一生都不曾出人头地，生活一天不如一天，而且到了中老年的时候就了无生气。他们可以掠夺和折磨我们一阵子，这倒是没错，但他们其实活得很失败。

从心理学家的角度来看，反社会人格者就算位高权重，他们的人生也是很失败的。对大多数人而言，幸福就是有能力去爱，有能力以更高的价值驾驭自己的生活（大多数时候），并且有理由对自己感到满意。反社会人格者没有爱的能力，也不具备更高的价值向往，而且他们几乎永远都对自己的身体感到不满。他们没有爱心、缺乏道德感、长期处于百无聊赖之中，即便少数一些人后来变得有钱有势。

他们对自己的身体感到不满的原因很多。反社会人格者的关注重心永远在自己身上，因此产生了一种"个人意识"，这种意识让他们对身体上的每一处异常，头部或胸部的每一个不适感都极其敏感，而且他们的耳朵对广播或电视上报道的消息，从臭虫到蓖麻毒的每一条消息都极为关注。因为他们把关心和注意力统统放在自己身上，所以没有良知的人有时候会为疑病症[⊖]所苦，⁴这甚至会让极度焦躁的神经质都显得很合理。在他们看来，被纸张割破了手指就是一件大事，要是嘴上长了疱疹那简直是不可想象的灾难了。

反社会人格者对自己的身体都有种强迫症，历史上最有名的一个例子就是阿道夫·希特勒。⁵希特勒的疑病症伴其一生，他一直担心自己罹患癌症。为了远离癌症，也为了治疗一大堆他幻想出来的疾病，他长期服用由自己私人医生西奥多·莫雷尔专门为他配的"灵丹妙药"。这些药片中大多含有致幻性毒素。希特勒就是这样慢慢中毒的，最后他真的生病了。很可能他的左手震颤（这次是真的）就是因此才愈发严重，到了1944年的时候他就不许别人给他拍照了。

反社会人格者有时候会把他们的疑病症当作逃避工作的借口。前一刻还什么事情都没有，等到要买单、要找工作或帮朋友搬家的时候，他们就会突然胸痛起来，或者一瘸一拐。而且装病还会得到别人的特殊照顾，比如坐在一间人满为患的屋子里，大家通常都会把最后一张椅子让给你。

通常来说，反社会人格者都会避开需要付出持续努力、按

⊖　疑病症是一类表现为对自己健康状态过分关注，深信自己患了某种疾病，经常诉述不适，但与实际健康情况并不符合的精神病理状态。——译者注

部就班的工作，这种极度的好逸恶劳也在很大程度上限制了他们在现实世界的个人成就。反社会人格者几乎从来都不会考虑去做那种朝九晚五、上班时间很长的工作。他们不喜欢长期目标或规划，绝不会兢兢业业地干好一份工作，他们只喜欢轻松容易的计划、一蹴而就的事情或耍点小聪明就能干成的事情。就算反社会人格者处在很高的职位，这些职位往往也是那种难于说清实际上做了（或是没做）多少工作的职位，或者是可以把别人干的活算在自己头上的职位。在这样的背景下，聪明的反社会人格者只要偶尔表现出色一点，或是说几句甜言蜜语，施展一下个人魅力，或是吓唬吓唬手下，就能继续玩转职场。他会把自己包装成"很会分权的主管""呼风唤雨的高手"或是"有点神经质的天才"。他需要经常度假或休假，这能让他的真实行为保持一定的神秘性。保持努力工作是留住成功的关键，你需要埋头苦干，忍受单调和无聊，对细节一丝不苟，勇于承担责任。

悲哀的是，即便是天资聪颖、才华横溢的反社会人格者也会有这样一种缺点。他们一般不大可能发展出艺术、音乐或是其他需要创造力的才华，因为那需要不懈的努力，需要天天练习。要是随便付出一点儿汗水就能成功的话，那么反社会人格者或许还能有点希望。但是艺术需要长期的耕耘和投入，那他们就会注定失败。最后，没有良知的人对待自身天赋的态度也和对待他人的态度如出一辙，他们根本就不在乎。

反社会人格者几乎永远都在独自面对生活，从短期来看这个策略或许有效，但长期来说问题往往很大。因为没有良知的人只会考虑自身利益，无法跟别人合作，只想独来独往。他们在跟其他人或是一群人打交道的时候通常会采取欺骗、奉承或是恫吓的手段。这些做法对成功的作用要比真诚相处、领导力以及自主参与薄弱多了，而且效果更为短暂。需要依靠通力合作或不懈的团队努力才能够实现的目标通常会因为反社会人格者的极端自私而告吹。不管身为臭名昭著的暴君，还是平凡的雇主、同事或配偶，反社会人格者往往都会走上这条通往失败的道路。

当反社会人格者被操纵别人的兴奋冲昏了头时，其他一切目标都黯淡无光，他们的人生也就这样走向毁灭。虽然这种毁灭方式有些另类，但和重度抑郁、慢性焦虑或其他精神疾病所导致的缺陷一样严重。反社会人格的特点是没有感情，也就是说反社会人格者永远被剥夺了情商，而情商是能够理解他人的能力，是生活在人类社会不可或缺的向导。就像多琳真的相信可以通过贬低别人来增加她的权力；就像斯基普认为自己可以永远逃脱社会规范的制裁；就像失势战败的独裁者总是困惑于人民对他的怨恨从何而来，而且不给他协商的余地。没有良知的人即使聪明绝顶，往往也都目光短浅，幼稚得惊人，而他们最后大都死于无聊和穷困，或者挨了一颗子弹。

"良知过剩"

尽管反社会人格会造成一系列毁灭性的后果，但这也不足以成为我们渴望拥有良知的强大理由。拥有道德感的最大优势在于它让我们的内心得到了深切而美好的馈赠，这份礼物仅存于我们的内心，它就是良知。"爱的能力"寓于良知，就像我们的灵魂寓于我们的身躯。良知就是爱的化身，渗透在我们机体的每一处。它就住在大脑的情感反射区，当我们所爱的人需要我们关心、帮助甚至为其牺牲的时候，良知便会要我们采取行动。我们已经知道，如果一个人没有爱的能力，他就不会有真正的良知，因为良知就是建立在我们对他人情感依附基础之上的责任感。这个心理等式反过来看也是正确的，如果一个人没有良知，那么他永远都无法真正地去爱别人。如果把责任感从爱当中抽离，剩下的就是一种很浅薄的东西，那就是占有欲，那根本不是爱。

2001年9月11日这个人类历史上无比黑暗的一章掀开序幕之后，我的同事伯尼毫不犹豫地告诉我，他会选择拥有良知，而不会为了唾手可得的私利而丧失良知，但他没办法解释缘由。我相信他是凭着直觉做出的选择，这个直觉源于良知和爱的能力之间难解难分的关系。如果让伯尼在权力、名誉、财富和他的孩子之间做出选择的话，我想伯尼会毫不犹豫地选择他的孩子。部分原因在于伯尼是个好人。此外也是因为伯尼是个出色的心理学家，他清楚什么东西才能给他带来真正的幸福。

人类有占有欲和控制欲，也有爱的能力。不管伯尼在那一刻能不能讲清他选择良知的理由，在良知抉择的过程中，伯尼这位心理学家其实选择的就是爱，我并不为他的选择而惊讶。控制能够给一个人带来短暂的刺激，但并不能让一个人永远幸福。但爱可以。

但良知就没有可能"过剩"吗？难道没有心理学家说过，人们可能受到良知的欺压而患上重度抑郁症，因此根本谈不上幸福吗？

没错，但不尽然。弗洛伊德观察到，一个过于活跃的"超我"会欺压它的宿主，导致抑郁症，甚至让宿主自杀。但"超我"并非良知，它是从我们早期经验内化而来的不断抱怨的训诫之音。良知也不是心理学家所谓的"不健康的羞耻心"，不健康的羞耻心并非真正的羞耻心，而是做了坏事之后会产生的一种自然反应，是童年时期的负面信息逐渐灌输而成的非理性信念，让一个人觉得自己很坏、惹人讨厌、一无是处。就算不健康的羞耻心很轻微，也会让人难以忍受，但它不是正常的良知。正常的良知是一种责任意识，而不是一种觉得自己很没用的感受。当代心理学家说太多的良知有害时，他们的用词非常草率。他们指的不是真正的良知，而是"不健康的羞耻心"，或者是一个喋喋不休的"超我"。

我们的第七感，也就是良知，是一种截然不同的现象。它是建立在爱的基础之上的责任感。因此问题依然是：良知过剩到底是好事还是坏事？

为了了解良知过剩会对我们的心理造成什么样的影响，我们可以观察良知特别强大的人的生活和幸福水平。我们每个人心目中都有自己的道德英雄，他们可能是历史人物，可能是公众人物，也可能是我们熟识的道德意识强烈的人。美国拉德克利夫学院下属亨利莫里研究中心的安妮·科尔比和布朗大学教育系的威廉·戴蒙对这类道德英雄展开了系统性的研究。他们选出了23位"道德楷模"（11男，12女），这些人在各自的专业领域都做出了重要贡献，包括公民权利、公民自由、消除贫困和饥饿、宗教自由、环境保护以及和平领域。这23位被试属于不同人种，具有各自不同的宗教信仰、社会地位和个人追求，但他们有一个共同点：都拥有异常强大的良知，有以同胞的福祉为己任的"过度发达的"责任感。从心理学家的角度来看，他们所展现出的情感和心智与上文讨论过的反社会人格者天差地别。

科尔比和戴蒙选出的"道德楷模"包括弗吉尼亚·福斯特·杜尔，原来的美国南方佳丽，如今的民权运动积极分子，黑人民权运动之母罗莎·帕克斯出狱后，她是第一个上去赠予拥抱的人；苏西·瓦勒德斯，她在墨西哥的华雷斯市为成千上万的贫困人口提供食品、衣物和医疗救助；杰克·科尔曼，哈弗福德学院的前任校长，休假之余会去体验挖水沟的工人、清洁工或流浪者的生活；卡贝尔·布兰德，一名商人，在弗吉尼亚州罗阿诺克市倡导"全面脱贫"行动；还有查尔斯瑟塔·瓦德尔斯，"终身任务"活动的创始人，毕生致力于为密歇根州底特律市的老人、穷人、未婚妈妈、妓女和受虐儿童提供帮助。

研究人员研究了这些"道德楷模"的自传和口述史，而且还对他们本人及同事做了细致的采访。在《有些人真的在乎：当代道德承诺》（*Some Do Care*：*Contemporary Lives of Moral Commitment*）这本书中，科尔比和戴蒙记录了他们的研究成果。[6]他们在书中强调，那些"良知过剩"的人有三个显著的共同点，即：

1. 明确；
2. 积极；
3. 自我与道德目标合一。

"明确"指的是道德楷模明确坚信他们秉持的信念是正确的，而且也清楚遵循这些信念行事是他们不可推脱的个人责任。"积极"指的是道德楷模拥有积极进取的人生态度，享受他们的工作，经历艰难险阻都能保持乐观态度。"自我与道德目标合一"指的是道德楷模的道德立场与他们的自我认知是统一的，而且他们的道德目标与个人目标是一致的。

"合一"指的是对这类人来说，良知不仅仅是他们灵魂的灯塔，也是他们自己的化身。一位名叫卡贝尔·布兰德的道德楷模在接受采访时，就他的自我身份认同感做了如下描述："我所做的事情以及我每时每刻的感受构成了我这个人……我很难把我自己与我正在做的事情分开。"

科尔比和戴蒙认为第三个特征，即"自我与道德目标的合一"，是他们最重要的研究发现，可以帮助我们了解良知以及良知的作用。当良知足够强大，它自然就可以用一种独特而有益的方式来统一人的心理，而不会导致生命走向毁灭。过剩的良知会让我们对人生更加满足。科尔比和戴蒙写道："我们的道德楷模不畏艰辛、百折不挠，因为他们眼中的个人成功就是对自身道德使命的不懈追求。"西方文化倾向于把良知与个人利益对立起来，但科尔比和戴蒙所研究的道德楷模们却"用道德概念来定义个人福祉，除了极少数的个例，道德楷模们的人生都十分幸福美满。"这对我们的文化倾向真是一种有意无意的蔑视。良知根本就不会为他们招致苦难，也没有让他们受到欺骗，他们对别人异常强烈的义务感带给他们的是快乐与幸福。

良知就是我们对彼此的责任感，让我们能够在地球上与他人共存，共同生活。良知有助于创造生命的意义，也会拦阻我们参与毫无意义的竞争。强大的良知能够整合我们的道德意向、个人欲望以及自我认同感，把正确的行为变成自身的一部分。也是因为这个理由，过剩的良知似乎成了人类获得幸福的一个难得而又关键的因素。

所以，我给出的最佳心理学建议是：当你环顾这个世界，试图弄明白这个世界是怎么一回事，谁正在"赢"的时候，不要期望自己的良知能够少一些，而是要希望它多一些。

要为此感到庆幸。

如果拥有良知，或许你永远都不能为所欲为，永远都不能为了成功的捷径和优越的物质生活而不择手段。因此你可能永远都无法权倾一国或者富甲天下。或许你也永远无法让大家尊敬你或畏惧你。相反，你可能会因为良知而痛苦，因为良知迫使你无法只考虑自己的利益。你可能一辈子都得辛苦工作，你得放弃如孩子般依赖别人的念头，因为你希望自己的孩子能够茁壮成长。你可能偶尔落入反社会人格者的圈套，但你却永远不能彻底报复那些伤害过你的人，因为你会良心不安。还有，你永远当不了小国的独裁者。

但你将能够看着自己的孩子进入梦乡，内心会涌出敬畏和感激之情。你所爱的人过世以后，仍旧在你的心中永生。你会交到知心的朋友，不像那些丧失了第七感的人那样生活空虚，只会追逐冒险带来的刺激，你这一生都能充分感受到他人存在于生命之中，不管你感受到的是愤怒、困惑和强迫，还是温暖、欣慰和喜悦。而且因为你有良知，你便有机会进行一次最大的冒险，众所周知，那就是爱的冒险。

良知其实是大自然赐予我们的一个最划算的礼物。漫长的历史已经证明了良知的价值，而且我们将在下一章看到，即便我们平常在跟朋友或邻居相处的时候，良知对于我们来说也是弥足珍贵的。让我们同蒂莉的邻居们一起跟这个有反社会人格的不幸女子共度一天吧。蒂莉的例子可以让我们明白一个道理（尽管她自己永远都不会明白），良知能够让我们每一天都过得有意义。

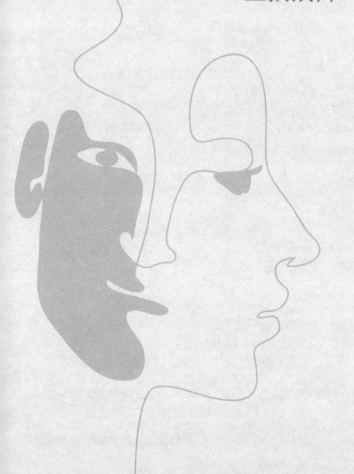

土拨鼠日

对蜂群无益之物对蜜蜂也无益。

——古罗马皇帝马可·奥勒留

蒂莉就是人格理论学家西奥多·米伦所称的"恼人型精神病态"患者。[1]她是一名反社会人格者，但很可惜的是，她缺乏反社会人格者惯常的魅力和手段。用米伦的话来说，"她爱与人争论，动辄就要吵架"，而且"每件事、每个人都可能成为她找茬儿和攻击的对象。"蒂莉倒是有个特殊的本领，那就是挑事，她能将小小的摩擦扩大为一场骂战。她很擅长无端制造敌意和不满，尤其擅长激起那些原本温良、与世无争的人的敌意和不满。

在蒂莉的世界里她永远正确，而且她总是以反对和挫败她的对手为乐，而她的对手似乎无所不在，而且不管怎样，他们总是错的。她活着的使命就是纠正这个世界，她会毫不犹豫、毫无良知地听从使命的召唤。在矫正这个世界的过程中，她发现自己不受他人的喜欢和赏识，这更让她觉得自己的行为是正当有理的。

这天早晨，蒂莉在阳光房里往外看，发现后院有一只土拨鼠坐在草地上，它那警惕的小脸在东张西望，好像在调查蒂莉家有多少财产。当蒂莉拉开门打算看个仔细的时候，这只小动物在那里僵立不动好长一段时间，然后摇摇晃晃走到草坪的一角钻进地里消失了，那个位置就在蒂莉的院子和隔壁邻居凯瑟琳和弗雷德夫妇的院子交界之处。

蒂莉把那个地洞的位置牢牢记在脑海，然后出门站在露台上。70 岁的蒂莉已满头白发，她身着蓝色格子花纹的家居服，看起来就像一位睿智的老妇人。当她饶有兴致地注视草坪的时候，任何人看到这一幕，可能都会觉得她的举止风度以及她那臃肿的下半身跟土拨鼠没多大区别。

蒂莉家对面的山坡上住着格蕾塔和杰里，他们正在阳光房吃早餐，刚好看见站在露台上的蒂莉。两家离得太远了，所以他们没有注意到土拨鼠。他们能辨认出的画面只是 70 岁的蒂莉穿着一身蓝白相间的衣服一动不动地站在那儿。

35 岁的格蕾塔是当地一家百货公司的经理，她的丈夫杰里是一名建筑承包商。格蕾塔对丈夫说："真该死，我真希望那个可恶的老太婆赶紧搬走。她住在这里多久了？"

"15 个月。"杰里答道。

格蕾塔生硬地笑了。"你还真算过啊？我知道我不该盼着什么人离开，但她实在太过分了，而且控制欲很强。我真不知道她是怎么忍受她自己的。"

杰里叹了一口气，然后说："或许我们可以花钱把她打发走。"

格蕾塔差点儿笑出声来，然后她意识到杰里并不是在说笑。她突然明白了，她那个性情平和的丈夫原来也跟自己一样讨厌蒂莉。她感到有身子有点发凉，还有一丝负罪感，然后她去厨房倒了一大杯热咖啡。

她从厨房回来后，杰里还在盯着站在露台上的那个老太婆。他说："不行，我们真的没那么多钱用来把她打发走。或许她会主动搬走吧。如果所有邻居都像恨她一样恨你，你应该就会主动搬走吧？"

格蕾塔说："嗯，可是我敢打赌，她不管搬到哪里都会惹人厌恶。"

"嗯，很可能。她以前住在哪里？"

"不知道。"格蕾塔回答。杰里跟她有着相同的感受，这让格蕾塔很欣慰，然后她说："你相信吗？我记得好像是上个星期，她打电话给我，说咱们不该在壁炉里生火。她'对烧木头的烟过敏'，你还不知道吧？"

"什么？！你从没跟我说过这件事啊！真是抽风！"杰里握紧了拳头，然后他改变了之前的评价，"不，那不是抽风，那就是胡说八道！我们今晚就用壁炉生火。我在上班前会多弄一些柴火进来。"

"但今天很暖和啊。"

"我才不管呢！"

这一次，格蕾塔真的笑出声了："你说我们这样子是不是有点滑稽？"

杰里呆望着妻子，接着嘴角开始上扬。他松开了紧握的拳头，掰了掰指节，消除手上的紧张。

从格蕾塔和杰里家出发，穿过一条街再走过三个房子就到了一个叫珊妮的老寡妇家。珊妮虽然不像杰里、格蕾塔夫妇那样能看到站在自家露台上的蒂莉，但那一刻她也在想蒂莉有多可恶。蒂莉昨天打电话报警，说珊妮把车停在了她们家门口前面的街道上。自打丈夫十年前去世后，珊妮就一直习惯把车停在她家和马路之间的空地上，因为她不敢从自家车道倒车出去。来的是一位年轻的警察，他要求珊妮把车停在自家车道上。这位警察相当客气，但依然坚持蒂莉是对的，珊妮是违规停车。珊妮甚至连早餐都还没吃，就已经开始担心今天去杂货店采购的事情了，因为她得靠自己把车倒出去。她很想哭，因为她停车的地方根本没靠近蒂莉家！

在珊妮为过街犯愁时，站在自家露台上的蒂莉走回了屋里，因为她判断土拨鼠暂时不会再出现了。这样，蒂莉就消失在了吃早餐的格蕾塔和杰里的视线之中。就在格蕾塔和杰里准备把剩下的咖啡喝完，并设法聊点别的事情的时候，蒂莉已经走回厨房，拿起电话打给隔壁的邻居凯瑟琳，她与这位邻居现在共享一只土拨鼠。

凯瑟琳是一名老师，教六年级。她从 22 岁就开始在学校教书，而现在她 60 岁的生日马上就要到了。她觉得自己应该退休了，但想到这点她就会觉得有些伤感。她的教书生涯、她的学生就是她的整个世界，而且她实在不愿意停下工作。她的丈夫弗雷德年长凯瑟琳7岁，现已退休，他理解凯瑟琳的感受，所以对她一直很耐心。

"看你什么时候方便，"他一向这么说，"反正我喜欢在家里闲逛，而且还能修修东西。"然后两个人就都笑了。弗雷德只会换灯泡。他一年前很不情愿地交接了工作，退休之前他是当地一家报纸的编辑。他很善良、安静、有书生气质，他热爱工作，而且现在还在为一个叫"你应该认识的人"的专栏写文章。

电话响起的时候弗雷德正在客厅看书，而凯瑟琳则在厨房准备上早班。这个点儿竟然有人来电话，吓了凯瑟琳一大跳。她立刻把电话接了起来。

"喂？"

"凯瑟琳。"蒂莉语气唐突。她是一个字一个字地往外蹦着说的，听起来好像很生气。

"对，我是凯瑟琳。你是蒂莉？蒂莉，我的天啊，现在是早上7点啊。你没事吧？"

"对，我没事。我刚刚在院子里看到一只土拨鼠，我想得把这件事告诉你。"

"一只什么？土拨鼠？"

"对，在后院，就在我们两家中间。"

"呃，这……很有趣。我猜它一定很可爱吧，对吧？"

"我想是吧。无论如何，我知道你很忙。我只是觉得你应该知道有这么一只动物。我们晚些时候再来谈这件事吧。再见。"

"呃，好。稍后再谈。嗯，那就再见了，蒂莉。"

凯瑟琳疑惑地挂断了电话。弗雷德问她："谁打来的？"

她走到客厅，弗雷德正在那里看书，然后说："是蒂莉。"

"哦，"弗雷德翻了一个白眼，"她打来干什么？"

"她想告诉我她在后院看到了一只土拨鼠。"

"她为什么要告诉你这个？"

凯瑟琳缓缓地摇摇头，然后说："我一点儿都不知道。"

"啊，蒂莉！"弗雷德高声说道，然后举起右手嘲讽地敬了个礼。

凯瑟琳忙完了早上的日常之后，还是觉得这事有点蹊跷，还有一些不安，她知道蒂莉总是爱耍阴谋诡计，而且最后往往都是以控制和惹恼别人的谩骂收场。她无论如何也想不出到底什么事情会跟土拨鼠扯上关系。蒂莉想把这只土拨鼠赶走吗？蒂莉是在委婉地征求她的同意吗？凯瑟琳和弗雷德在这个地方住了 30 年也从来没在院子里见过土拨鼠。多诡异啊！

就在她要出门去学校的时候，电话铃又响了。她想肯定又是蒂莉打来的，但这次是另一个邻居，是温柔善良、说话轻声细语的姗妮打来的，能听出她在流泪。姗妮跟凯瑟琳说蒂莉逼她把车停在了车道上，而现在她被困住了。谁能帮帮她？不知道凯瑟琳或是弗雷德今天能不能载她去趟杂货店？在得知蒂莉的所作所为之后凯瑟琳满腔怒火，但她还是镇定地安慰姗妮，说弗雷德一定会载她去杂货店。她说中午怎么样？此外，弗雷德跟警察局局长很熟，或许能帮忙解决姗妮的停车问题。

给六年级学生讲了一整天课，凯瑟琳把蒂莉的事情忘掉了，等四点半左右回到家后，她才想起了早上那通电话，又觉得不安。她打算在晚饭前小憩一会儿，但刚坐上床，不安感突然袭来，于是她下床走到窗边。从位于二楼的卧室看出去，凯瑟琳可以把自家后院和蒂莉家的后院尽收眼底。今天天气异常暖和，有点反季的意思。弗雷德在自家院子的后沿栽了几株连翘，连翘长势喜人，就快开花了。他们的后院是一大片草坪，而就在那一长排连翘开出的小黄花后面，树叶已经掉光的保护林在地上投下了一片灰棕色的影子，街道这一侧的每户人家的后院都靠着这片保护林。

奇怪的是蒂莉也在后院，就站在她家草坪的正中央。她身上穿的还是那件蓝白相间的格纹家居服，但头上多了一顶宽边草帽，一副要学贵妇人侍花弄草的架势。

但蒂莉从来不干园艺活。

就在凯瑟琳从卧室窗户俯瞰时，蒂莉在后院四处打量，好像在侦察什么东西，然后朝着一个地方走去。她吃力地弯下腰，从地上搬起一块东西，凯瑟琳觉得那个东西像是一块白色大石头，大小和形状如同一个小西瓜。凯瑟琳更加仔细地观察了一番，发现那东西确实是块石头，一块不大的卵石，而凭蒂莉自己的力量很难把它搬起来。但蒂莉用双手抱起了这块石头，她那弯腰吃力的样子真是让人不忍直视，然后她步履蹒跚地朝着弗雷德栽种连翘的地方走了过去。

今天早晨蒂莉电话里的一句话在凯瑟琳的脑海中回响——"在后院里，我们两家中间。"而在同一刻，凯瑟琳明白蒂莉到底在干什么了。土拨鼠藏身的洞穴！蒂莉打算用那块石头把土拨鼠藏身的洞穴堵死。

凯瑟琳被惊呆了。她感到自己头晕眼花，仿佛正在目睹一场谋杀。她必须做点什么才行，但若现在出去和蒂莉正面对抗，则无异于跟一只狼獾争执。事实上，尽管凯瑟琳自己不愿意承认，她对蒂莉还真是有所畏惧的，不过她自己也说不清楚恐惧的成因。为什么一个普普通通的七旬老妇会让她如此畏惧？

而蒂莉知道她正在屋子里观察吗？她知道吗？

凯瑟琳开始在卧室里踱来踱去，她从窗边走到老橡木做的梳妆台，然后走回窗边。她看到蒂莉笨拙地把那块石头放在一个地方，就在连翘的后面，在林子边上两颗小柳树的中间。凯瑟琳把那个地点仔细地记在脑海，然后又踱步回到梳妆台前，凝视着仿古镜子里的自己。就在蒂莉掸掉她前面衣服上的灰土，走过草坪回到露台上的时候，凯瑟琳对着镜子凝视着自己的眼睛。那只土拨鼠真可怜，她一直在心里惦记。万一它真被困住可怎么办？

最后，凯瑟琳知道自己该怎么做了。她一定要告诉弗雷德，他能帮得上忙。

弗雷德去报社探望几个老朋友了。他一到家，凯瑟琳就把蒂莉干的好事告诉了他。他说："嗯，我想这回蒂莉真是一石二鸟啊，一点都不夸张。"

"你这么说是什么意思？"

"你和那只小土拨鼠，你们俩。"

"哦，果然。真是一石二鸟，不是吗？"凯瑟琳说道。

"她就这个意思。你确定不要我去跟她理论一番吗？"

"不要，她还会继续这么干的。我想把那只土拨鼠救出来，这就不会有事了。你要跟我一起吗？"

"我有选择吗？"

凯瑟琳微笑着拥抱了弗雷德，说："也不是没有。"

他们像往常一样一起准备晚餐，然后等到大约 9 点钟，外面漆黑一片的时候行动。弗雷德提议携带手电筒，但凯瑟琳认为那样会被蒂莉发现。

"她会知道我们是去救它的，那样她明天就会再把洞口堵起来。"

"我们还是得带一只手电筒，不然没办法找到那个洞。"

"对，没错。好吧，带个小手电筒？我们到了那里再打开。"

他们迈着蜗牛一样的步伐，慢慢地穿过院子，以免天太黑而跌倒。弗雷德领头，凯瑟琳紧随其后，为了保持平衡，她的胳膊像梦游者那样往前直直地伸着。他们走到草坪的远端，沿着一排连翘走，一直到走过了这排连翘为止。然后，凯瑟琳像个孩子似的，在惊奇之中，一步踏进前方的黑暗，希望能够用手碰到那棵柳树，不要撞个仰面朝天就好。

她摸到一根树枝，做了个深呼吸，然后小声说："就是这里，弗雷德。打开手电筒。"

弗雷德从口袋掏出手电筒，靠近地面打开。没过多久，他们找到了那块西瓜大小的石头，比他们预期的容易，因为这块石头很光滑，而且是白色的，和周围黑色的地面形成了色差。凯瑟琳长吁一口气，把一缕散落的头发拨到左耳后。她跟弗雷德弯腰把石头搬起来，地上显露出了一个小洞，看来这个洞里住着一只胖胖的小土拨鼠。

凯瑟琳有个冲动，想用手电筒照一下这个小洞，看看里面住着什么。但她立刻意识到她是看不到什么的，而且这么做还会惊吓到那只小土拨鼠。

她和弗雷德挽着胳膊，一边细声低语一边笑，跌跌撞撞地走回了家。

蒂莉没发现他们。就在他们完成任务往家走的时候，蒂莉正跟往常一样边喝酒边生闷气，已经好几个小时了。她坐在客厅的沙发上，喝了好几杯格兰利威纯麦威士忌，试着借酒消愁，淹没她那单调乏味的生活以及她得不断应付的白痴。这个夜晚跟往常唯一不一样的地方在于，她四周堆满了打好包的箱子。

在她醉得云里雾里的时候，还在庆幸自己这回非常明智，没有摆出"此房出售"的牌子。她想，我要让这些蠢货们大吃一惊，让他们目瞪口呆。

那个一无是处的房地产中介一直跟她说，要是不挂上"此房出售"牌子的话，她肯定会搬起石头砸了自己的脚，而且中介也觉得她应该再等等看是否有人出更高的价钱。买她房子的人出的价钱低于她原定的价格，但蒂莉急着出售，她一向厌恶等待。她的重要时刻就要来了，就在明天早晨，附近的邻居都会被她的突然搬离所震惊，她很确定这一点。中介搞不懂为什么卖个房子要搞得如此神神秘秘的，但中介是个笨蛋，为什么要听他的啊？不快点搬走她会蒙受更大的损失。这全都是游戏，她心里想。统统是游戏。你没法待在一个没人听你说话的地方，所以给他们来上一句临别狠话极为重要。

蒂莉已经过世的父亲留给她一笔信托基金，差不多够支撑她的生活。目前，她都会跟人家讲自己已经"退休"了，可是她从来就没有真正工作过。她年轻的时候画过一些水粉画，但一幅也没卖出去。她很想买几座豪宅，但她那个讨厌的母亲一直在世，因此她就无法动用其余的钱。她母亲将近 100 岁了，但依然活着。蒂莉被困在这个令她不快的中产阶级社区里，她心里清楚，按理说自己应该过更富裕的生活。她定期去探望母亲，因为她可不想母亲把她的名字排除在遗嘱之外，而她那个久病床头的老母亲总是会让她联想到笼子里嘎嘎乱叫、掉了半身毛的鹦鹉。她只是想说那幅画面真有趣。

对于蒂莉而言，没有什么真正有趣的事情。把土拨鼠闷死无非也就让她开心几分钟，她希望凯瑟琳在一边看到这一幕会被吓中风。但这件事做完了，就没别的事情可做了。她实在无法理解周遭这些人疲于奔命的生活到底是为了什么，他们的脑仁一定像豌豆粒一般大。

她又给自己斟满一杯酒，然后一饮而尽。有一幅她在20多岁画的画还没有装到箱子里，这幅画就挂在她从来没用过的壁炉上面，由于褪色很严重，外加客厅昏暗灯光，实在看不清上面到底画的是什么。蒂莉蜷缩在沙发上，抬头欣赏这幅画，隐约回想起数十年前自己在海滩上目睹的景色。然后满眼星光映入眼帘，她这辈子大多数夜晚都在等待这些星光，然后就可以一头昏睡过去。

第二天是周六，天气比昨天稍微冷了一点儿，天空万里无云。

穿过这条街走过几栋房子就是姗妮的家，姗妮拉开前面窗户的蕾丝窗帘，阳光洒了进来，她愉快地望着她车子本该停的地方——就在街道上，而且不会被要求挪走了。弗雷德昨天吃过午饭以后就去找警察局长谈这件事，帮她把停车这件事圆满解决了。"我自由了。"她长舒了一口气。她想报答弗雷德和凯瑟琳。或许可以给他们烤些美食，他们一定会很喜欢，想到这点，她更加开心了。

而在山坡上的一栋房子里，格蕾塔和杰里周末放假，所以他们睡到很晚才起床。当他们走到阳光房喝咖啡时，注意到蒂莉的车道上停了一辆大型搬家卡车。

"眼前的这一幕是真的吗？"杰里注视着卡车问，"还是我们依旧躺在床上做梦呢？"

"我们应该是在做梦，"格蕾塔说，她也注视着卡车，"我从来都没有看过售房的牌子，你见过吗？"

"没有。"

就在此时，两个身穿帆布工作服的男人一人抬着沙发的一角从蒂莉的房子走出来。格蕾塔和杰里彼此对视一眼，然后开始大笑。杰里笑得太厉害，咖啡都洒了。

格蕾塔问他："你说，她为什么要对搬家这件事情保密？"

"她为什么要保密？但这事不再重要了，对吧？难以置信。"

格蕾塔想了一会儿，然后说："你猜她有多大年纪了？"

"不知道，反正不年轻。"

"我怀疑她有没有小孩。哦，天哪。你能想象当她的孩子有多惨吗？"

"一定很惨，你能想象自己像她那样吗？"

"所以你觉得我们应该可怜她吗？"格蕾塔问道。

杰里咧嘴一笑，朝远处搬运家具的一幕不屑地挥了挥手。"呃，我不确定，亲爱的。但如果我们要为她难过的话，也等我们把早餐吃完再说，好吧？你还记得有松饼没吃吧？”

"记得！"格蕾塔说。她咂了咂嘴，端起两个咖啡杯，然后两人走出阳光房，一起去厨房吃松饼了。

因为就住在蒂莉家隔壁，所以凯瑟琳和弗雷德也注意到了从卡车上下来的搬运工，而且也很纳闷为什么他们从来都没有见过"此房出售"的牌子，或是听蒂莉说过搬家的事情。弗雷德翻了翻白眼，而凯瑟琳则摇了摇头。但随后他们就把心思转移到另一通电话上，是女儿和女婿打来的，告诉他们两周后会带着四岁的凯蒂坐飞机回来。凯瑟琳欣喜若狂，很快就忘掉了蒂莉今天搬家的事情（外面还在搬）。

两小时后，当卡车驶离蒂莉家的时候，并没有邻居出来围观。一切又恢复了平静。

在凯瑟琳和弗雷德家后院那排连翘的远端，那只土拨鼠从它挖的第二个洞里钻了出来，用它那双短短的后腿支撑着身体，尽量高高站直。它的一双黑眼睛在明媚的阳光下闪闪发亮，盯着第一个洞口附近的那块白色的卵石，就在那排黄色连翘的另一端。然后它又凝视了一阵蒂莉那栋空荡荡的房子。最后，它的注意力停在前面的松软的泥土上，那里长了一片蒲公英。又有一只小一点儿的土拨鼠从洞里钻了出来。它们用土拨鼠特有的姿态坐下来，开始享用面前这新鲜的蒲公英大餐，然后缓缓地溜进树林。

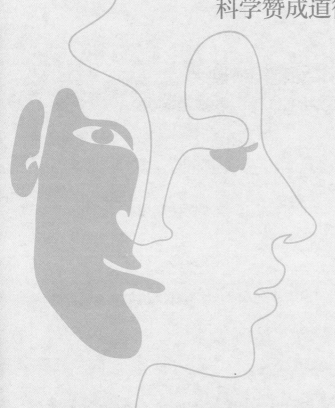

良知最纯粹的形式:
科学赞成道德

人若赚得了全世界，但丧失了灵魂，有什么益处呢？

——耶稣

一个懂得如何分裂原子，而内心却没有爱的人，便成了一只恐怖的怪物。

——克里希那穆提

从各个方面来看，没有良知的人生都是失败的人生。我们这些拥有爱的能力也拥有良知的人真是非常幸运，即便我们只是过着平淡的日子，如朝九晚五的工作，自发性地付出和索取，拥有平凡的快乐。

良知没有什么特别的，它通常只是一种自发性的反应。良知不会炫耀，它是在潜移默化中，为我们日常生活里人与人、人与物的自发性互动平添了一些意义。凯瑟琳和弗雷德打算去解救土拨鼠的时候，事前并没有想到什么高尚的原则。他们并不是多么虔诚勇敢的人，也不是能力很强的人，当然也不是特别理性。他们只是觉得，拯救动物是对的，这么做会让他们心里舒服。用一句老生常谈的话来说，挪走那块石头"对他们的灵魂有益"。

当谈到良知时，几个世纪以来，西方文明已经从相信对错是亘古不变神赐的知识，演变到相信弗洛伊德的"会惩罚人的超我"概念，再到理解良知建立在人与人之间正常积极的关系之上。作为情感依附基础之上的责任感，良知已经演化为一种纯粹的心理建构。不过，回归到哲学的源头（即神学），良知也是心理学和灵性的交汇点，得到了心理学以及世界上几大宗教传统和灵性传统的一致认同。行为科学、进化心理学以及所有流派的传统神学都同意，不管是对群体还是个人来说，拥有强烈的良知是极为有益的，而没有良知通常都会导致灾难，就连激进的唯物主义者与神秘主义者在这点上都可以达成共识。

心理学家会说，当我们为他人的福祉负责的时候，我们会觉得自己的行为很自然（也就是"自我协调的"），而且我们对自己人生的满意度也会提高。《圣经》言简意赅地表达了这一点："施比受更有福。"作为一名心理学家，我可以告诉你，欠缺这种基于情感依附的责任感，会让一个人只想不断地去控制和占有，而且往往都是徒劳的，结果毁掉了自己的人生，最终堕入深渊。佛陀说："意主意造作。若以污染意，或语或行业，是则苦随彼，如轮随兽足。若以清净意，或语或行业，是则乐随彼，如影不离形。"⊖

安妮·科尔比和威廉·戴蒙在对良知过剩的人们开展的心理研究得出这样的结论："'积极'包括乐观、爱和喜悦……与道德关联密切，我们可以从那些道德楷模的人生里看到这一点。"佛陀也同意这样的说法，佛曰："需要智慧的普照和美德的指引，才能安全走出人生的迷宫"。

当然，还有一条"黄金律"，那就是人类古老的互惠道德

⊖ 引自《法句经》，《法句经》是从佛经中录出的偈颂集。——译者注

观，或许这也是有史以来最简明、最容易操作的道德哲学。孔子也曾讲过"己所不欲，勿施于人"。而耶稣说的"你希望别人怎样待你，你就要怎样待人"⊖，其实参考了由来已久的犹太谚语："你不喜欢别人怎样待你，你就不要怎样待人。这便是法则：其余都只是注释。"印度古代史诗《摩诃婆罗多》告诉印度教的信徒，"达摩就是：会对你们造成伤害的事情，就不要拿去对待别人。"很多原住民的传统里也有类似的说法，尼日利亚的约鲁巴人说："打算拿削尖的棍子去刺雏鸟的人，应该先在自己身上试试有多痛。"而北美的拉科塔人的宗教长老"黑麋鹿"也说："万物皆亲人；我们怎样对待万物，就是怎样对待自己。万物合一。"

少数一些没有恪守道德互惠原则的宗教都只能存在于一时，它们的冷血让古老的"黄金律"所蕴涵的道德温情更加吸引人。我可以举一个例子说明这一点——"造物运动"。这是一个好斗的反犹太人和基督教的团体，名叫"造物主世界教会"，他们以热爱"白种人"、憎恨其他所有人种为宗教基础。按照他们的教义，除"白人"之外，其他人种都被定义为"泥种人"。"造物运动"的核心道德戒律可以表述为："对白种人有益的就是最高美德；对白种人有害的就是终极罪恶。"不足为奇，"造物运动"的长远目标就是组织"白种人"统治世界。

相比之下，绝大多数宗教传统和灵性传统都遵守"黄金

⊖ 《圣经·马太福音》第七章第十二节箴言："你希望别人怎样待你，你就要怎样待人"。——译者注

律"，也都遵从"黑麋鹿"的"万物合一"理念。有些宗教会把一体性作为更基本的教义。例如，"犹太－基督教"传统会教导信徒们去爱他们的邻人，而东方的神秘主义教导信众，个体性或自我首先是虚幻的，我们跟神之间以及彼此之间都没有区别，因此，我们在灵性层面就是我们自己的邻人。越南佛教上师一行禅师在其著作《步步安乐行》里，试图以"我们都是'相互依存'的"这种说法向西方人诠释这种东方思想。[1]我们跟宇宙万物密切相关，谁也逃脱不了，谁也避免不了，所以我们不应该自私地（徒劳地）以追求我们的个人收获与权力为目标。

尽管一体性的信念在"犹太－基督教"传统中体现得不是那么明显，但也是教义的组成部分。1939年，欧洲爆发了一场令人震惊的意欲统治世界的战争（第二次世界大战），犹太教神学家和哲学家马丁·布伯在特拉维夫举办的"巴勒斯坦全国教师会议"上发表讲话说："当今世界充满了荒谬的问题，而能够跃过这一深渊，跃过一切时代存在的一切深渊的是振翅高飞的灵性与创意之言。能够用万物合一的精神去看去听的人，也将能够再次分辨出那些永恒的可见可辨之物。教师能够帮助一个人找回万物合一之感，也将帮助他再次面对上帝。"[2]

一个人是否有能力让自己的生命得到健全发展，在某种程度上取决于他的慧根，佛教关于反社会人格的这个观念与神经心理学不谋而合。佛教认为，反社会人格或许就是一门人生课程，这门课的老师不是"生理优势"，也不是"生理劣势"，而是"情感无能"。换句话说，有些人必须学会体验天下无双的容颜，或者瘸了双腿，或者成为乞丐……是一种什么样的感受，而没有良知的人则必须体验做一个无法关心他人的人是一种什么样的感受。但这个说法的讽刺之处在于，这种业力轮回的状态，或许会成为你同情反社会人格者的理由，就像我们不论是否相信业力轮回都会同情盲人与孤儿一样。

虽然心理学上已经认识到了同情与一体感的价值，但心理学家到目前为止都还没有研究出一个直接方法来获取这些价值，因此让反社会人格者，尤其是我们的健康信徒多少陷于一种和良知提高有关的困境。作为增加生活满意度的方式，心理学家会越来越多地建议让正常儿童接受更多的道德教育，培养成年人的付出精神和义工精神。[3]但心理学家一般还是对"强化人际界限"和"自我肯定训练"之类的主题更感兴趣。就这点而言，关乎灵性的心理学让我想起了一则古老的印度寓言《智慧女人的宝石》。[4]这则寓言的作者已经无法考证，但我们可以在一本1994年出版的、由阿瑟·雷纳汉编纂的故事集里找到这则寓言。颇具讽刺意味的是，这本书由 The Economics Press 出版：

> 一位智慧女子山中旅行时，在溪流中找到了一块宝石。第二天，她碰到一个饥肠辘辘的旅人，这个智慧的女子打开包袱，把食物分给那个旅人。旅人看到了那块宝石，于是跟这个女子讨要，女子毫不犹豫就把宝石送给了他。

那个旅人欣喜若狂地离开了。他知道这块宝石价值连城，足以让他一辈子衣食无忧。但几天后，他回来把那块宝石还给了那个智慧女人。

　　"我一直在想，"他说道，"我知道这块宝石有多么值钱，但我之所以把它送回来，是希望你能够给我更宝贵的东西。你身上一定有更宝贵的东西，要不然你不会毫不犹豫地就把宝石送给我。"

　　佛教的僧人们都很睿智和快乐。这些人让我们联想到科尔比和戴蒙所说的那种拥有极大良知的道德楷模，例如在墨西哥为穷人提供食物的苏西·瓦勒德斯，还有前院长杰克·科尔曼，他通过体验挖水沟工人、清洁工、流浪者的生活来培养"互即互入"感和同情心。佛教僧侣和道德楷模的例子都表明，极度良知所带来的内在觉悟能够改善他们的生活，让他们变得幸福快乐。事实上，科尔比和戴蒙表示，他们研究的绝大多数道德楷模都是很坚定的现实主义者，他们了解人类的真实处境，清楚自身改变现状的能力有限。不仅如此，非同一般的良知不仅能让他们根据实际情况调整自己的认知，还能让他们拥有强烈而持久的感受，即大我比小我重要。

　　诚然，良知似乎是心理学与灵性的纽带，心理学家现在已经知道建立在情感联系上的道德感能够产生奇异的精神振奋作用。在宗教和灵性里，这种体验被称为"一体性""合一""互即互入"等。在心理学里，它被称作"良知"或"道德感"。不论怎么称呼，它都是人类思想、情感和行动的强有力的整合器，它源自人类过去的原始生物特征。良知贯穿我们的基因、大脑，或许还有我们的灵魂，它已经成为我们心理生活与社交生活中的保护力、生产力以及情绪维护力，千百年来一直存在于人类最优秀的传统当中，吸引着人类群体中最值得钦佩的那些个体。良知那依旧微弱的声音从人类在地球上诞生以来就一直试图告诉我们，人类在进化层面、情感层面以及灵性层面上都是合一的，如果我们寻求和平与幸福，就必须用这种方式为人处世。[5]

这种独一无二的良知能够迫使我们离开自己的肉体，进入别人体内，甚至接触"绝对真理"。良知建立在我们跟他人的情感联系之上，它最纯粹的一种形式就是"爱"。令人惊叹的是，人的本性更有可能是善良的，而不是恶毒的。神秘主义者与进化心理学家都认同这一点（他们很少能够达成一致意见）。这个结论与我们对自己的看法有着惊人的不同，因为我们对自己的本性通常持有一种悲观的看法。

神学家和科学家也同意人类会犯两个否认人性本善的错误。第一个错误是控制他人和世界的欲望。这个动机包含一种错觉，即统治是一个值得追求的目标，而这种错觉大都固定在反社会人格者的脑海里。第二个悲剧性的错误就是道德排他。我们知道把"非我族类"，即另一个性别、其他人种、外国人、"敌人"甚至是反社会人格者贬低为非人类的做法将后患无穷，这便让"我们应该如何对待不道德的人"这个问题在神学和心理学上都如此难以回答。我们应该如何面对"生命没有得到健全发展"的人可能会带来重大灾难的挑战？迄今为止，心理学对这个问题没有给出答案，但这个问题越发亟待解决。毕竟，魔鬼也在不断进化当中。

至于"谁运气更好"这个问题，是独断专行的人，还是受到良知约束的你？我请你再次设想一下，如果没有第七感，你会变成什么样子。但这一次，在设想自己位高权重、富甲天下的时候，或者设想自己永远自得其乐且毫无罪恶感的同时，也请你想象一下良知，唯有良知才能（或已经）给你的生命带来的益处。请你想象一下以下这些人的脸庞：你最爱的人、你愿意为他放弃所有财富的人、情况紧迫需要你冲进着火的屋子里去营救的人，如父母、兄弟、姐妹、好友、终身伴侣、子女。请设法想象一下这些人的面容（父母的、儿女的），想象他们正在哭泣，或是露出慈祥或灿烂的笑容。

现在请你想象片刻，你可以永远地盯着这个人的脸，但什么都感受不到，感受不到爱，也没有帮他的欲望，甚至不会对他微笑。

但不要对这种空虚感想象太久，当然如果你是个没有良知、做什么事情都不会有一丝罪恶感的人，那么你一辈子都会如此空虚。请回到自己的感受上，在你的脑海中，看到你爱人的脸，抚摸他的脸颊，聆听他的欢笑。

良知福佑我们的生命，每天都赐予我们这种意义。没有良知，我们的情感就会变得空虚无聊，我们就会误入歧途，把光阴浪费在无益之事上。

　　对于我们大多数人而言，绝大多数时候，良知是如此普通、如此平常、如此自发，以至于我们甚至注意不到它的存在。可是良知之力量远超于我们自身。不道德的利己主义这一古老派系在心理和灵性层面都注定要失败，良知只是不朽的道德理念与之对抗的一个方面。作为一名心理学家和人类中的一员，我会把票投给有良知的人，投给心中有爱、有忠诚之感的人，投给慷慨善良之人。那些认为伤害他人是错的、仁慈是正确的，以及那些日常举动都受到道德指引的人总会打动我的心灵。他们年纪不同；有的甚至过世已有几个世纪，有的尚未出生。他们来自不同的国家、不同的文化、不同的宗教。他们是最聪慧睿智、最专心致志的一群人。他们是——而且永远都是人类的希望。

注 释

导言　让我们设想一下

1. 关于"目前认为反社会人格所占总人口比例为 4%"参见：克里斯
   滕·巴里等发表的文章《成年基础护理病人身上的品行障碍与反社
   会人格》(Conduct Disorder and Antisocial Personality in Adult
   Primary Care Patients)，刊载于《家庭医学实践杂志》第 45 期
   (1997 年)，第 151 ~ 158 页；R. 布兰德、S. 纽曼以及 H. 厄恩发
   表的文章《加拿大埃德蒙顿地区精神障碍终生患病率》(Lifetime
   Prevalence of Psychiatric Disorders in Edmonton)，刊 载 于
   《斯堪的纳维亚精神病学学报》(*Acta Psychiatrica Scandinavica*) 第
   77 期（1988 年），第 24 ~ 32 页；……

扫码获取全书注释